ANGINES

AIGUËS OU GRAVES

ORIGINE, NATURE, TRAITEMENT

PAR

LE DOCTEUR MOURA

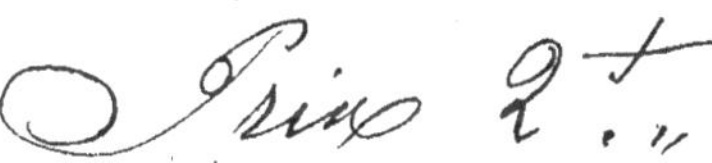

PARIS

ADRIEN DELAHAYE, LIBRAIRE-ÉDITEUR

PLACE DE L'ÉCOLE-DE-MÉDECINE

1870

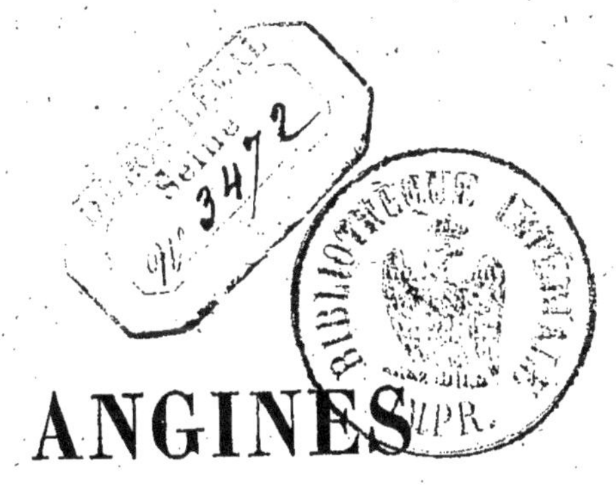

ANGINES

AIGUËS OU GRAVES

OUVRAGES DE L'AUTEUR

Des causes de l'hémorrhagie cérébrale. 1854.

De quelques aperçus nouveaux sur la transfusion chez l'homme. 1856.

Cours complet de laryngoscopie et applications du laryngoscope à la physiologie (phonation et déglutition). 1861. — Épuisé.

Considérations pratiques sur les polypes du larynx; section d'un polype à l'aide du *serre-nœud laryngien*. 1863.

La médecine militaire en France, son enseignement, son organisation, 1864. — Épuisé.

Traité pratique de laryngoscopie et de rhinoscopie, suivi d'observations. 1865. In-8 avec fig. — Deuxième tirage.

Déglutition et Laryngoscopie au congrès de Bordeaux. 1866.

L'acte de la déglutition, son mécanisme, grand in-8, avec planches et gravures, 1867, *couronné par l'Institut.*

Paris. — Imprimerie de E. Martinet, rue Mignon, 2.

ANGINES

AIGUËS OU GRAVES

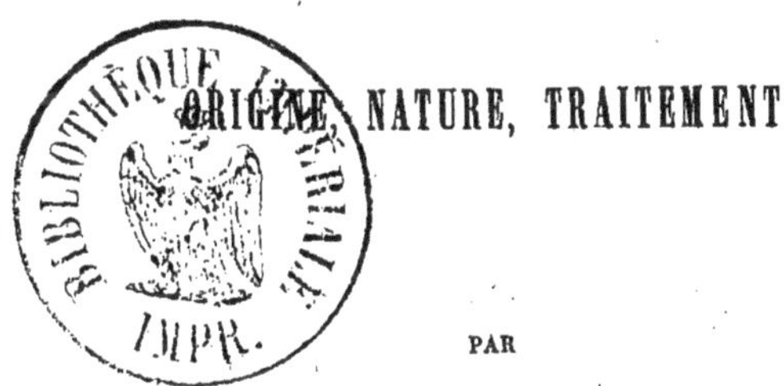

ORIGINE, NATURE, TRAITEMENT

PAR

LE DOCTEUR MOURA

PARIS
ADRIEN DELAHAYE, LIBRAIRE-ÉDITEUR
PLACE DE L'ÉCOLE-DE-MÉDECINE
1870

La question des angines aiguës ou malignes que je me propose de traiter présente une gravité exceptionnelle. En consignant ici les résultats de mon observation et de mes recherches spéciales datant d'une douzaine d'années, je suis entraîné, *malgré moi*, à renverser de fond en comble certaines doctrines médicales déjà vieilles. Le contrecoup réagira inévitablement sur la physiologie générale, sur la pathologie, sur l'hygiène publique, en un mot sur l'enseignement officiel de la médecine. A cela je ne puis rien, ou plutôt je ne pourrai que me féliciter d'avoir été assez heureux de découvrir et de détruire l'erreur. Là sera tout le secret de mon savoir ; là sera aussi ma plus belle récompense, l'amour de la vérité et du progrès étant ma seule ambition.

Avril 1870.

INTRODUCTION

Qui dit : *angine*, dit : *menaces de mort.*

Cette croyance publique est malheureusement fondée sur les nombreuses victimes que fait tous les ans cette maladie mal connue.

Qui de nous n'a assisté au sinistre tableau que présentent les visages inquiets des membres dont se compose une famille lorsque celle-ci apprend tout à coup que l'un d'eux est atteint d'angine ? Quel médecin oserait prononcer ce nom sans éprouver en lui-même une muette et pénible impression ?

Une jeune personne dont la santé n'a jamais rien laissé à désirer quitte un bal, une soirée. Elle rentre

chez elle, saisie de frissons, de fièvre, de mal de gorge et se couche. . . . .
Dix, douze, quinze jours après, la mort en a fait sa victime.

La mère a voulu seule soigner sa fille. Elle reste deux, trois, quatre, cinq jours auprès du lit fatal. Elle respire l'air empesté de la chambre ; elle le déglutit avec ses aliments, ses boissons. . . . . . .
Un malaise général, des courbatures dans les membres, des douleurs de tête, des maux de cœur, la fièvre, un mal de gorge enfin l'obligent à prendre le lit à son tour et l'avertissent qu'elle est empoisonnée.

Rien n'arrête la maladie. Cette digne mère succombe, et elle succombe tandis que sa fille vivait encore.

Un jeune homme sujet à des esquinancies qui finissaient le plus souvent par des abcès, ne s'inquiète pas d'une nouvelle amygdalite; il la laisse suivre son chemin.

A quelques jours de là, il éprouve des sensations insolites : des frissons surviennent, le pouls s'agite; un abattement profond s'empare de tout son être; ses traits se décomposent, son visage devient pâle, livide; ses yeux se ternissent et ses mâchoires se serrent. . . . .

Plus de doute; le mal circule dans ses veines avec la mort.

Une femme met les mains dans l'eau froide; elle sait bien qu'elle sera prise de mal de gorge, mais les nécessités du ménage sont là; qu'y faire? D'ailleurs, cela s'est présenté souvent. Elle a même remarqué que si l'époque menstruelle est trop voisine du jour du blanchissage, le mal sera terrible, n'importe.

L'angine se déclare. La malade attend six, douze, quinze jours inutilement. Elle demande enfin son médecin, mais il est trop tard; le ressort de la vie est atteint mortellement.

Citerai-je encore des exemples? Ils ne manquent pas.

Je n'ai parlé tout à l'heure que de personnes frappées au milieu de la santé la plus florissante. Que serait-ce, si je prenais mes exemples parmi celles chez lesquelles le principe de vie est affaibli ou troublé par une frayeur, une douleur morale profondes, par des excès, par une foule d'autres causes enfin qu'il est inutile d'énumérer ici?

Ce n'est pas, du reste, sur ces tristes tableaux que je désire appeler l'attention, mais bien sur les moyens de les rendre moins sombres, de les effacer, s'il se peut, des annales de la médecine d'amphithéâtre.

Je ne veux point surcharger ce mémoire de recherches plus ou moins savantes, plus ou moins complètes sur ce que les livres anciens et modernes pourraient me fournir. Le simple exposé qui va suivre prouvera que c'est inutile.

Voici donc les propositions que je vais essayer de développer :

Première proposition. — Les angines aiguës ou graves, autrement dites malignes (maux de gorge, amygdalites simples ou doubles, angines phlegmoneuses, couenneuses, pultacées, gangréneuses, etc.), ont leur origine dans les produits de sécrétion des glandes, soit des amygdales, soit de la base de la langue, soit de l'isthme du gosier.

Deuxième proposition. — Les angines aiguës ou graves sont des inflammations déterminées par le séjour trop prolongé et par l'altération de ces produits dans les cavités ou follicules glandulaires.

Troisième proposition. — Les meilleurs moyens de guérir et de prévenir les angines aiguës ou graves sont ceux qui provoquent l'expulsion de ces produits. Tels sont : le massage ou compression des glandes et follicules, les émétiques, les irrigations antiseptiques répétées, l'excision des tonsilles surtout, etc.

PREMIÈRE PARTIE

ANGINES AIGUËS OU GRAVES

ORIGINE — TRAITEMENT

CHAPITRE PREMIER

PREMIÈRE PROPOSITION. — Les angines aiguës ou graves, autrement dites malignes (maux de gorge, amygdalites simples ou doubles, angines phlegmoneuses, couenneuses, pultacées, gangréneuses, etc.), ont leur origine dans les produits de sécrétion des glandes, soit des amygdales, soit de la base de la langue, soit de l'isthme du gosier.

Examinons brièvement la constitution anatomique des amygdales, car là est tout le secret des maux de gorge et des angines aiguës.

§ I. — **Amygdales. — Anatomie.**

L'amygdale ou tonsille est composée d'un ensemble de cavités ou excavations bizarres et irrégulières, qui affectent quelquefois pourtant un certain ordre entre elles. Il y en a de très-petites, de moyennes et de très-grandes. Ces dernières peuvent occuper la moitié, le tiers, le quart de la glande. Ces excavations communiquent entre elles et constituent de vrais labyrinthes.

Si l'on divise l'amygdale, de haut en bas, en deux moitiés, ses cavités présentent alors les aspects les plus variés; elles offrent à l'œil toute sorte de formes, depuis la forme circulaire jusqu'à la forme irrégulièrement étoilée, depuis celle d'une fente simple jusqu'à celle d'auges verticales et parallèles.

Toutes ces cavités s'ouvrent directement ou indirectement, par un ou plusieurs orifices, sur la face interne de la glande, c'est-à-dire dans la bouche. Ces orifices sont très-variables dans leur nombre, leurs dimensions, leur aspect, leur situation respective. Notre savant anatomiste Sappey, qui en signale six à huit, dit aussi, avec raison, qu'ils se réunissent quelquefois tous en pomme d'arrosoir.

Lorsque la tonsille est composée de deux ou plusieurs lobes, les orifices de ses loges aboutissent souvent dans le fond des dépressions ou sillons que présente la face buccale de la glande.

Ce qu'il importe surtout de ne pas oublier, ce sont les quatre conditions suivantes :

1° Les dimensions des plus grands orifices de communication des cavités tonsillaires avec la bouche, ne dépassent pas, en général, 5 millimètres (Sappey).

2° Le point occupé sur la face interne de la glande par ces orifices correspond très-souvent à la partie la plus élevée des excavations intérieures (Moura).

3° Les loges ou follicules tonsillaires communiquant entre eux constituent des cavités anfractueuses dans lesquelles le liquide visqueux ou salivaire séjourne plus ou moins longtemps (Moura).

4° Il existe presque toujours, sous la commissure des piliers du voile du palais, une portion libre de la fosse amygdalienne sur la paroi inférieure de laquelle s'ouvre un groupe de ces orifices béants et juxtaposés (Sappey).

Ainsi donc : disproportion considérable entre le nombre des excavations et celui de leurs orifices, entre la capacité de celles-là et les dimensions insuffisantes de ceux-ci, entre la situation inférieure des unes et la position élevée des autres, absence enfin de conduit excréteur, seul capable de permettre un écoulement facile et continu aux produits muco-salivaires, telles sont les conditions anatomiques fâcheuses des glandes tonsillaires.

§ II. — **Amygdales. — Physiologie.**

Ce n'est pas tout, voyons les produits contenus dans ces glandes.

« Le liquide contenu dans les excavations », dit Sappey, « diffère de celui des follicules clos et de » celui des glandes linguales et du voile du palais; » il est à peine visqueux, celui des glandes linguales » l'est beaucoup au contraire. Il est presque toujours » mêlé à des *grumeaux d'apparence caséeuse*, qui ont » été pris pour de la matière tuberculeuse. »

Je dois ajouter, quant à moi, que cette apparence caséeuse appartient non-seulement aux produits sécrétés par les amygdales, mais aussi à ceux des glandes et follicules de la base de la langue, ainsi que je l'ai maintes fois observé avec le laryngoscope.

Ces produits caséiformes se rencontrent même dans les deux ou trois petites loges ou dépressions qui tiennent lieu d'amygdales chez les individus qui n'ont point ces glandes apparentes.

Le liquide sécrété par les tonsilles diffère de celui des autres glandes buccales par une plus grande quantité de cellules épithéliales et par la présence, quelquefois, de globules blancs et rouges du sang (1).

D'une part, l'insuffisance et la position élevée des orifices des excavations ne permettent pas un écoulement facile et continu du liquide qu'elles contiennent. Il en résulte que ce liquide séjourne plus ou moins longtemps dans l'amygdale.

D'autre part, le renouvellement incessant de l'épithélium fait que les cellules épithéliales se mêlent de plus en plus au liquide, l'épaississent et lui donnent bientôt l'aspect caséeux dont nous avons parlé. Ce fait explique l'espèce de périodicité que présentent les amygdalites, maux de gorge ou esquinancies chez un bon nombre de personnes.

Enfin, si j'ajoute qu'à ces conditions viennent se joindre la température élevée de la cavité buccale et la régression granulaire ou décomposition des cellules, on ne sera pas surpris que la matière caséiforme tonsillaire soit un puissant foyer d'inflammation et de putréfaction.

Nous avons tous observé, soit sur nous-mêmes, soit chez nos clients, qu'il est des instants où nous expulsons, du fond de la bouche, des boulettes blan-

(1) Les globules du pus et les globules blancs du sang seraient identiques (Vulpiau et autres).

châtres, d'aspect caséeux, faciles à écraser et d'une odeur repoussante. Un simple effort de toux, de hemmage, d'expuition, le rire, le chant, la déclamation, suffisent pour produire cette expulsion.

Ces boulettes ont un volume qui varie depuis celui d'une tête d'épingle jusqu'à celui d'un pois. Elles proviennent des cavités et follicules du fond de la bouche, mais surtout des amygdales et de la base de la langue. Il m'est arrivé bien souvent de les y apercevoir et de les en extraire à l'aide de ma cupule amygdalienne, d'une sonde cannelée ou d'un stylet. L'expulsion de ces boulettes est souvent accompagnée d'une odeur désagréable qui remplit la bouche pendant quelques moments et qui incommode le sujet lui-même quelquefois.

Cette matière caséeuse est une des causes les plus fréquentes de ce que le public appelle : *mauvaise haleine, mauvaise bouche*. C'est elle aussi qui est le point de départ des inflammations dites : amygdalites, maux de gorge, esquinancies, angines aiguës et graves ou malignes, acnéiques, etc.

CHAPITRE II

Deuxième proposition. — Les angines aiguës ou graves sont des inflammations déterminées par le séjour trop prolongé et par l'altération de ces produits dans les cavités ou follicules glandulaires.

« Parmi les glandes, il n'en est aucune peut-être », dit Sappey, « qui soit plus fréquemment que l'amyg-« dale, le siége d'inflammations et qui ait une aussi « grande tendance à s'hypertrophier. » — « Ne « pourrait-on pas considérer les grumeaux caséiformes « comme des corps étrangers et ne seraient-ils point « la cause, dans quelques cas au moins, des amygda-« lites répétées chez certains malades ? »

Eh bien, les produits glandulaires du fond de la bouche et en particulier ceux des tonsilles ne jouent pas seulement le rôle d'épines, ce qui, après tout, aboutirait à une simple inflammation, à un abcès, ainsi que cela arrive souvent ; ils jouent encore le *rôle d'éléments putrides*, c'est-à-dire celui des plus dangereuses substances que nous connaissions pour l'économie.

Qu'une inflammation survienne dans les amygdales : en faisant ouvrir la bouche au malade, on aperçoit à leur surface un, deux, trois et quelquefois un grand nombre de petites taches blanches, au point que ces glandes ressemblent parfois à des cribles percés de trous extrêmement fins.

Vingt-quatre, trente-six heures après, ces taches ont pris une extension rapide ; ce sont des îlots, des plaques de matière crémeuse ou grisâtre, faussement appelée couenneuse. Cette matière gagne de proche en proche les surfaces voisines, se ramollit, devient diffluente et répand une odeur spéciale ou gangréneuse horrible (1).

La matière caséiforme, enfermée à l'étroit dans les excavations, fait effort contre leurs parois d'abord ; la glande grossit, se congestionne. Puis, les orifices des cavités laissent sourdre une petite quantité du trop-plein de la matière en décomposition ; celle-ci se répand alors à la surface de la glande, imprime à la sécrétion épithéliale extérieure ou voisine son caractère morbide et lui transmet les éléments de sa putridité.

Pendant ce temps, le foyer muco-épithélial augmente ; les cavités s'enflamment, leurs parois se ramollissent, s'abcèdent, se gangrènent et la résorption putride s'introduit dans la circulation par la double voie des lymphatiques et de la respiration.

(1) Voyez Bretonneau, *Traité de la Diphthérite*, pages 45 et 46.

L'inflammation passe donc par tous les degrés de la malignité et nous l'appelons successivement : *angine* inflammatoire, phegmoneuse, diphthéritique, couenneuse, pultacée, gangréneuse, suivant l'époque de son évolution et suivant ce que les livres nous ont appris. Ces distinctions pathologiques n'existent que dans la forme; elles font de plus en plus perdre de vue le point initial, la cause première et immédiate du mal.

Il m'a fallu une grande force de conviction pour ne pas hésiter à revenir à ce point initial et dire adieu à toutes ces espèces pathologiques.

Les affections diphthéritiques ou croupales consécutives aux angines n'ont pas d'autre origine. Les prétendues membranes couenneuses et croupales ne sont que des sécrétions muco-épithéliales morbides comme celles des angines, dont elles sont la conséquence. Contrairement à l'opinion générale, les micrographes n'y ont jamais trouvé la moindre trace des éléments fibrineux qui constituent les exsudats plastiques (1). Les noms de couenneuses et pseudo-membraneuses n'ont donc aucune raison d'être.

Lorsqu'au début de l'inflammation tonsillaire vous ne découvrez pas de matière muco-épithéliale ou

(1) Voyez *Manuel d'histologie*, page 89, par Cornil et Ranvier.

caséeuse; lorsque l'une des amygdales est simplement tuméfiée, rouge, méfiez-vous : l'ennemi n'en est pas moins dans la place. Vous le découvrirez, tantôt dans l'intérieur de la glande elle-même; tantôt dans ce cul-de-sac insidieux que j'ai signalé, avec intention, au-dessus de la tonsille; tantôt dans les follicules et glandules qui existent, soit à la base de la langue, soit entre cette base et les piliers du voile du palais. Quoi qu'il en soit, gardez-vous d'empêcher sa sortie par des cautérisations liquides violentes qui ne feraient que l'étreindre et l'enfermer plus sûrement dans son gîte.

Ai-je besoin maintenant de démontrer le mécanisme de cette espèce de septicémie à laquelle j'attribue tous les résultats funestes des angines? Les conditions les plus favorables se trouvent ici réunies, ainsi que le constate Bretonneau, page 46.

L'ichor putride qui suinte des surfaces malades coule insensiblement le long des parois de l'arrière-gorge, du pharynx, du larynx, de l'œsophage même et y propage sa vertu destructive (1). Le malade de son côté, aspire sans cesse l'air vicié par le miasme putride et les molécules microscopiques de cette matière en décomposition. Il avale cet air et cette matière

(1) L'inflammation diphthéritique envahit les membranes muqueuses « *à peu près comme un liquide qui s'épanche ou qui coule.* — Bretonneau, page 42. »

empestés avec ses aliments, ses boissons. Ses mouvements d'expiration rejettent autour de lui la corruption de son mal et empoisonnent l'atmosphère de sa chambre. De sorte que la muqueuse des conduits aériens et parfois celle du tube digestif se recouvrent, à leur tour, de produits muco-épithéliaux semblables à ceux des amygdales et de l'arrière-bouche.

Faut-il dès lors s'étonner si, dans de pareilles conditions, le malade succombe rapidement ! L'infection putride a empoisonné toutes les sources de la vie et le médecin ne peut que constater ses ravages.

CHAPITRE I

Troisième proposition. — Les meilleurs moyens de guérir et de prévenir les angines aiguës ou graves sont ceux qui provoquent l'expulsion de ces produits. Tels sont : le massage ou compression des glandes et follicules, les émétiques, les irrigations antiseptiques répétées, l'excision des tonsilles surtout, etc.

D'après ce que j'ai dit de l'origine et de la nature des angines aiguës, il n'est pas difficile de trouver le moyen de les arrêter dans leur développement. Ce moyen est celui qui débarrassera au plus vite les glandules et les amygdales des éléments putrides, espèce de *fumier*, passez-moi le mot, qu'elles contiennent. Malheureusement la disposition anatomique des tonsilles, ces glandes-éponges, n'étant pas constante, le même moyen ne saurait donner que des résultats variables.

De tout temps, on le sait, on a eu recours aux vomitifs contre les angines. En provoquant dans les organes du fond de la bouche des contractions énergiques et répétées, ces moyens font subir à ces organes une certaine compression qui exprime plus ou moins bien les produits qu'ils renferment. L'inflammation se trouve souvent ainsi arrêtée au début. Leur emploi est donc parfaitement rationnel et leur efficacité n'est pas douteuse, si surtout les amygdales sont bien percées anatomiquement ou peu apparentes.

Mais les tonsilles hypertrophiées sont généralement mal conformées. Pour peu, d'ailleurs, que leur contenu ait une certaine consistance, il sortira peu ou point du tout, quels que soient les efforts provoqués par les vomitifs. Ceux-ci sont donc bien souvent insuffisants, ce qui est d'accord avec l'observation.

Les caustiques solides (pierre infernale, sulfate de cuivre), l'alun lui-même, provoquent, à un moindre degré, les mêmes contractions pharyngiennes que les vomitifs. A ce point de vue, ils sont loin d'avoir l'action puissante de ces derniers. Ils possèdent en outre une action modificatrice locale sur laquelle on a surtout basé leur emploi.

Les caustiques liquides concentrés, les acides chlorhydrique, acétique, chrômique, le nitrate acide de mercure, l'ammoniaque pure, etc., ont été mis en usage dans le but de détruire les matières crémeuses ou pseudo-membraneuses que l'œil fait apercevoir dans le fond de la bouche et d'en empêcher la reproduction. Cette idée séduisante et les quelques bons résultats qu'a donnés son application, ont mis en vogue ces moyens violents. On s'est pris d'engouement pour eux, et aujourd'hui encore leur emploi est si accepté par tout le monde, que les malades et leurs familles sont les premiers à les réclamer et à blâmer le médecin qui ne s'en sert pas.

Cette pratique déplorable repose sur une appréciation superficielle des choses. Il s'agit bien en vérité de détruire et d'empêcher les dépôts qui se forment à la surface de la muqueuse! Le véritable ennemi n'est pas à la superficie des organes ; il réside dans la profondeur des glandules et des tonsilles dont il bouche les orifices de sortie, sinon dans un vice de l'économie.

Qu'obtient-on avec ces caustiques violents?

1° Une eschare plus ou moins étendue qui, par sa teinte blanche ou grisâtre, par ses dimensions, souvent par sa ténacité, ne vous permet plus de rien distinguer ; 2° une violente inflammation artificielle qui vient s'ajouter à celle qui existe déjà.

L'eschare, elle, forme une sorte de cuirasse qui retient plus énergiquement et plus sûrement la matière léthifère dans ses retranchements. Quatre, six, huit jours et plus sont nécessaires pour que cette cuirasse se détache, s'use. Pendant ce temps, la décomposition de la matière enfermée marche rapidement ; elle ramollit, rompt les parois profondes des cavités; ses éléments putrides passent dans la circulation et vont finalement empoisonner l'économie.

Je le demande à tous. N'est-ce pas là se fermer d'avance la seule porte qui permettrait de sauver le malade? N'est-ce pas se créer une situation pleine de tourments et d'angoisses mortelles?

Je me suis trouvé, pour ma part, plusieurs fois en présence de faits semblables, et, malgré mon premier mouvement de répugnance, j'ai dû me résigner à en accepter la responsabilité.

Je m'adresse donc à tous les médecins afin qu'ils m'aident à détruire cette erreur chirurgicale qui fera peut-être encore bien des victimes.

Que dirai-je de l'usage interne des dissolvants, des antiseptiques, des purgatifs, des astringents, etc.? que peuvent tous ces remèdes sur les produits plus ou moins consistants ou putrides renfermés dans les glandes, cause première de tout le mal? Absolument rien.

Voyons donc quels sont les moyens qui, en réalité, peuvent agir efficacement contre les maladies dont je m'occupe ici.

En premier lieu, je dois placer la compression ou massage des foyers inflammatoires.

Il est évident pour toute personne qui a bien compris ce que j'ai dit de la cause première des amygdalites et des angines que l'expulsion des produits caséiformes, dès le début de l'inflammation, doit suffire pour l'arrêter, de même qu'un panaris est arrêté dans son développement lorsque, de bonne heure, on a fait l'extraction de l'épine qui le produisait.

Qu'y a-t-il de plus simple que d'exercer sur la tonsille malade une pression digitale de bas en haut et de faire sortir ainsi la matière qu'elle contient? Le malade lui-même peut faire cette compression.

Voici d'ailleurs comment je m'y prends.

S'agit-il d'une amygdalite droite? Je garnis mon index droit d'un doigt de gant ou d'un linge fin mais solide; je l'introduis dans la bouche du malade en longeant la joue droite; je le glisse lentement et avec douceur jusqu'à la base de la glande. J'applique ensuite ma main gauche derrière l'angle de la mâchoire et je soutiens avec elle la région parotidienne. J'exerce alors de bas en haut sur la tonsille une pression plus ou moins modérée et rapide, et je retire mon index tout couvert d'un liquide muco-épithélial puriforme et d'une odeur insupportable.

S'agit-il, au contraire, d'une inflammation du côté gauche? Je fais la même manœuvre, en ayant soin de remplacer l'index droit par l'index gauche et la main gauche par la main droite.

Il ne faut pas que le doigt comprime trop énergiquement ; il en résulterait une vive souffrance et le malade serait peu disposé à laisser faire une nouvelle pression jugée nécessaire. Toutefois, si l'inflammation était grave ou datait de quelques jours, il ne faudrait pas craindre de comprimer les glandes pour en chasser les matières infectes.

C'est là un moyen des plus inoffensifs et des plus efficaces ; il m'a souvent permis d'arrêter des angines, des amygdalites simples ou doubles dans l'espace de vingt-quatre ou trente-six heures. J'aide son action par des irrigations adoucissantes ou antiseptiques qui entraînent les matières restées dans le fond de la bouche et arrêtent la putréfaction ; je dirige surtout le jet de l'irrigateur sur le point d'où l'inflammation est partie.

Quelquefois j'exerce la pression avec une spatule trouée, sur l'extrémité de laquelle est vissée ma cupule amygdalienne.

Si le malade se refuse à une seconde compression jugée indispensable, je détache le plus possible des surfaces malades les couches muco-épithéliales ou crémeuses qui s'y trouvent et je promène ensuite sur elles un pinceau trempé dans une solution de nitrate d'argent au dixième, au quinzième ou au vingtième. Je prescris ensuite les vomitifs et les irrigations répétées, soit émollientes, soit antiseptiques, comme l'eau alcoolisée ou l'eau légèrement salée et aiguisée de jus de citron, l'eau de chaux, etc.

Mais si les amygdales sont très-grosses, enflammées depuis plusieurs jours, et si leur compression est refusée ou impraticable, je procède à leur excision. En cas de refus de cette opération, je pratique sur ces glandes-éponges une ou deux incisions assez profondes, de haut en bas. Ces incisions ou scarifications sont faites, soit directement avec un bistouri, soit perpendiculairement à leur face interne à l'aide de longs ciseaux dont la partie tranchante est disposée à angle droit.

Comme moyens préventifs des amygdalites, des angines, j'emploie le massage et l'excision.

Aux personnes qui sont sujettes à ces maladies, je conseille d'exercer elles-mêmes, le matin, en faisant leur toilette, une pression digitale légère sur les tonsilles ; elles doivent se servir indifféremment de l'index droit ou de l'index gauche pour exercer cette pression.

Si les amygdales sont hypertrophiées, gênantes, j'en fais l'excision. Je conseille cette opération toujours chez les enfants, quel que soit leur âge, afin d'éviter les affections croupales et les maux de gorge.

L'excision des amygdales doit être faite de façon à supprimer le plus possible les excavations folliculaires, ou du moins à donner de larges issues aux matières qu'elles contiennent; tels sont les principes d'après lesquels on doit se guider pour pratiquer cette opération.

DEUXIÈME PARTIE

CONTAGION, INFECTION

CARACTÈRES DIFFÉRENTIELS

Mon intention n'étant pas de faire un historique de l'état de la science sur les angines, j'essayerai, sous forme de propositions, de développer brièvement quelques questions importantes de physiologie et de pathologie générales qui se rattachent à mon sujet. Si je ne parviens pas à dissiper l'obscurité qui les rend incompréhensibles, il faudra s'en prendre, non à ma volonté, mais à mon insuffisance et aux difficultés de l'étude que je poursuis depuis longtemps.

Et d'abord, entendons-nous une fois pour toutes sur les termes : contagion, infection, épidémie, maladies et principes contagieux, maladies et agents infectieux.

CHAPITRE IV

Contagion. — Infection.

§ I. — **Contagion, principes contagieux.**

Qu'est-ce que la contagion?

C'est l'action qu'un agent morbide exerce sur l'économie à la suite de son inoculation directe ou indirecte (1).

Cet agent morbide est appelé principe virulent, principe contagieux; il agit toujours et en tous lieux de la même façon; il donne naissance à une maladie toujours identique avec elle-même et susceptible de se transmettre indéfiniment par l'inoculation directe ou immédiate, indirecte ou médiate.

(1) Je me sers du mot *inoculation* parce que, mieux qu'aucun autre, il exprime le fait de l'application du principe morbide sur la peau et celui de son mode d'introduction dans l'économie. Le mot *absorption* a un sens trop général pour bien permettre de distinguer ce mode d'introduction du principe contagieux de celui du principe nfectieux.

L'inoculation directe, naturelle ou artificielle, n'a pas besoin d'explication pour être comprise. La syphilis et la vaccine en fournissent des exemples tous les jours.

Il n'en est pas de même de l'inoculation indirecte. Celle-ci est le résultat du contact, soit d'un sujet mort ou vivant atteint d'une maladie contagieuse, soit d'objets lui ayant appartenu. Ces deux modes d'inoculation son appelés : contact immédiat et contact médiat.

Ainsi, contact immédiat ou direct signifie attouchement d'un individu par un autre individu, et contact médiat ou indirect, attouchement par une personne des objets appartenant à une autre personne.

Le terme contagion entraîne donc avec lui une des trois conditions suivantes que j'appellerai essentielles :

1° Inoculation proprement dite, c'est-à-dire, absorption directe d'un principe contagieux ;

2° Attouchement d'un individu frappé ou mort d'une maladie contagieuse ;

3° Attouchement des objets appartenant ou ayant appartenu à une personne atteinte de maladie contagieuse ou ayant succombé à une maladie contagieuse.

La première de ces trois conditions caractérise plus spécialement les maladies virulentes, l'absorption du principe morbide se faisant par un point de la peau ou de la muqueuse dépourvu d'épiderme ou d'épithélium.

Les deux autres conditions sont celles qui caractérisent les maladies contagieuses proprement dites.

La première est le contrôle obligé des deux autres.

Conséquences. — Il résulte de ces prémisses :

1° Qu'une maladie sera contagieuse toutes les fois qu'elle pourra être transmise, soit par inoculation directe, naturelle ou artificielle, soit par contact immédiat, soit par contact médiat ;

2° Que l'agent de la contagion est un principe liquide ou solide, mais non volatil, attendu que les gaz, les vapeurs, ne sont pas ou sont peu inoculables (1);

3° Que les effets de la contagion dépendent de notre volonté, de notre imprudence.

Rien ne me semble plus clair que cette définition de la contagion. Pourquoi n'en est-il pas ainsi dans les traités de pathologie générale et dans l'enseignement des facultés?

(1) Il faut entendre cette *non-inoculation dans les conditions ordinaires de la vie.* On peut déterminer l'absorption des vapeurs ou gaz en changeant ces conditions.

C'est à tort, selon moi, que l'on suppose aux agents de la contagion une forme subtile ou gazeuse.

L'agent de la gale, celui du muguet, celui de la teigne, sont des parasites parfaitement déterminés et non des principes contagieux. C'est dans les solides et liquides des individus malades qu'il faut chercher les agents de la contagion; ils en font partie intégrante, partie essentielle.

Les agents ou principes contagieux ne sont autres que les qualités idiosyncrasiques, inhérentes aux produits liquides et solides de l'organisme individuel. C'est en vain, par conséquent, que l'on s'évertue à découvrir l'altération imaginaire à laquelle on attribue leur vertu contaminante. L'individu seul fournit cette vertu, par suite de son organisation propre; c'est lui qui donne, *inconsciemment*, cette puissance ou propriété à ses sécrétions.

C'est pour cela que cette vertu contaminante varie d'intensité, d'énergie, suivant l'individualité. On peut par conséquent avancer avec certitude, d'une part, qu'il y a autant de degrés dans la puissance de l'agent contagieux et par suite de la contagion, qu'il y a d'individus qui l'engendrent. Si, d'autre part, je rappelle que le degré de réceptivité de chacun de nous est également idiosyncrasique, c'est-à-dire aussi varié qu'il y a d'individus, il sera facile de comprendre que l'action des agents contagieux soit tantôt rapide, tantôt lente, tantôt nulle et constitue un des problèmes les plus difficiles à établir et à résoudre d'une façon même relative.

§ II. — Infection. — Principes infectieux, épidémie, etc.

Qu'est-ce que l'infection?

C'est l'action qu'exerce, sur l'économie, l'air respiré, vicié par des effluves provenant des êtres vivants ou morts.

Les effluves sont elles-mêmes des fluides impondérables peu connus, ou des gaz déterminés chimiquement. Celles que dégage l'être vivant sain sont appelées *émanations;* celles qui proviennent de l'être vivant malade sont désignées sous les noms de : *miasmes*, *exhalaisons;* celles enfin que fournissent les corps morts ou les matières organiques en décomposition sont dites : *exhalaisons méphitiques*, *vapeurs putrides*, etc.

L'infection peut donc être le résultat de l'action sur l'économie :

1° Des émanations que dégagent continuellement les individus à l'état sain ou de santé;

2° Des exhalaisons miasmatiques que dégagent continuellement les individus malades;

3° Enfin des gaz ou vapeurs méphitiques qui proviennent de la putréfaction, c'est-à-dire de la décomposition des corps organisés.

Les émanations, les miasmes, les gaz méphitiques ou putrides, voilà les trois classes d'agents qui constituent les principes infectieux. Ces principes peuvent agir séparément ou bien ensemble et donner par suite à l'infection une puissance proportionnelle.

Lorsque ces agents se mêlent à l'air, le vicient sur une grande étendue, les êtres qui respirent et vivent au milieu de cette atmosphère délétère sont plus ou moins influencés et tombent malades en plus ou moins grand nombre; de là, ce que l'on a appelé : *endémie*, *épidémie*. Mais tous les malades ne sont pas pour cela atteints de la même affection. Les maladies ordinaires ou sporadiques sont elles-mêmes influencées par les agents de l'infection, et elles revêtent des caractères particuliers qui mettent en évidence leur action.

Il n'est donc pas exact d'appeler *épidémie*, avec tout le monde, « une maladie qui attaque, dans le » même temps et le même lieu, un grand nombre de » personnes, mais dont la cause n'est pas inhérente » aux lieux (Chomel). » C'est là un abus de langage.

Épidémie est un terme générique et non spécifique. Il ne peut être, il ne doit être appliqué qu'à l'ensemble des influences ou causes générales et locales qui, au moyen de l'air qu'elles altèrent, agissent sur un grand nombre d'individus à la fois, donnent naissance à une maladie dominante ordinairement sporadique, ou étrangère au milieu qu'ils habitent, et impriment aux autres maladies une manière d'être étrangère à leur nature.

Conséquences. — De tout ce qui précède, il résulte :

1° Que les agents de l'infection, qui sont aussi ceux des épidémies, des endémies, existent sous forme volatile ou gazeuse, tandis que ceux de la contagion sont à l'état solide ou à l'état liquide ;

2° Que la surface pulmonaire est la seule voie à travers laquelle les agents infectieux s'introduisent dans l'économie, l'absorption gazeuse par la peau étant nulle ou insignifiante ; les agents de la contagion ne pénètrent dans l'économie qu'après leur application sur la peau ou sur la muqueuse intacte ou dénudée, jamais par l'acte respiratoire ;

3° Que l'action des agents de l'infection sur l'économie est générale, tandis que celle des agents de la contagion est ordinairement locale avant de devenir générale ;

4° Que les agents infectieux ou épidémiques sont accessibles à nos moyens d'action directe ou d'analyse; ceux de la contagion, au contraire, sont, par leur origine idiosyncrasique, inaccessibles à l'action de ces mêmes moyens (1);

5° Que les mêmes agents infectieux ou épidémiques peuvent donner naissance à des maladies différentes, suivant le lieu, le temps, les individus; le principe contagieux, au contraire, détermine toujours une seule et même maladie, quels que soient le lieu, le temps, l'individu;

6° Que les maladies infectieuses et les maladies contagieuses constituent deux classes totalement différentes. C'est à tort, et au grand préjudice de la science et de l'humanité, que ces maladies ont été de tout temps confondues les unes avec les autres;

7° Que l'isolement des malades et la purification de l'air sont les deux conditions premières et absolues pour prévenir les maladies infectieuses ou épidémiques

(1) Cette proposition a, au premier abord, une apparence paradoxale par suite de l'état actuel des connaissances médicales. Que le lecteur se rappelle ma définition des principes contagieux, page 33, et il comprendra tout de suite que la chimie ne peut rien sur les qualités idiosyncrasiques des tissus et des produits de sécrétion de l'organisme.

et arrêter leurs progrès; l'isolement seul suffit pour prévenir et arrêter les effets de la contagion;

8° Enfin, qu'il faut, par tous les moyens, réagir contre cette tendance des gouvernements et des municipalités, à faire élever au centre des villes ces grands établissements militaires et nosocomiaux qui, tôt ou tard, deviendront des foyers permanents d'infection ou d'épidémies pour les malades et pour les habitants.

CHAPITRE V

Angines aiguës. — Diphthérie.

Je vais maintenant essayer d'appliquer les données qui précèdent aux maladies qui font l'objet de mon mémoire et de démontrer :

1° Que les angines sont des maladies infectieuses et non contagieuses (1) ;

2° Que les angines sont des maladies essentiellement locales, et ne dépendent aucunement d'une diathèse que Trousseau a qualifié de *diphthérie*.

§ I. — **Les angines sont des maladies qui peuvent devenir infectieuses, mais non contagieuses.**

L'angine diphthéritique est celle qui, suivant l'opi-

(1) Il est bien entendu qu'il ne s'agit pas ici des angines secondaires qui peuvent emprunter un certain caractère contagieux aux maladies qu'elles compliquent (rougeole, scarlatine, etc.).

nion générale des médecins, jouit de propriétés contaminantes.

Dans le tome V du *Dictionnaire encyclopédique des sciences médicales*, publié par Dechambre en 1866, tout le monde peut lire, à la page 19 :

« Cette angine diphthérique est contagieuse aussi » bien quand elle est le plus bénigne que lorsqu'elle » est le plus grave. Cette propriété contagieuse est ad» mise par les auteurs quand elle est sous forme épidé» mique. Mais l'angine diphthérique *sporadique*, même » la plus bénigne, est tout aussi contagieuse que l'an» gine la plus maligne. C'est là un fait sur lequel nous » ne saurions trop insister, parce qu'il est trop sou» vent méconnu. On ne se méfie pas assez, dans la » pratique, de ces angines dites *couenneuses légères*, » qui naissent *spontanément*, guérissent vite, mais » qui, parce qu'elles sont *d'essence diphthérique*, sont » contagieuses et, comme telles, donnent naissance » chez d'autres individus, soit à l'angine diphthérique » bénigne ou maligne, soit à d'autres maladies diph» thériques : croup, ophthalmie, diphthérique ou » diphthérie cutanée. »

Voilà ce qu'écrivent deux médecins dont on ne récusera pas la compétence, Henri Roger et Michel Péter.

A la page 20, ces messieurs citent à l'appui de leur opinion quelques faits, qu'ils mettent sur le compte de la *contagion à distance* (je souligne ces mots avec intention), et à la page 21 quelques autres faits relatifs à la contagion immédiate.

» Cependant, ajoutent-ils, il s'en faut que la contagion soit nécessaire et forcée, comme il arrive pour » le chancre syphilitique, par exemple ; à côté de ces » faits positifs, nous pourrions en citer un grand » nombre d'autres tout aussi authentiques, et dans » lesquels le contact le plus immédiat n'entraîna » aucun accident diphthérique. Ainsi, un de nous se » frictionna l'arrière-bouche et le pharynx avec de la » matière diphthérique, sur le lieu même d'élection de » la maladie, et ce dépôt ne produisit absolument rien.

» Pas plus que les autres formes de la diphthérie, » l'angine diphthérique n'est inoculable. Cela résulte » des expériences de l'un de nous faites sur lui-même. » La matière fut inoculée sur la lèvre, et l'inoculation » ne fut suivie d'aucun accident. Trousseau avait déjà, » inutilement, tenté de s'inoculer la matière d'une » plaie diphthéritique. »

La propriété contagieuse, on le voit, est accordée par la plupart des auteurs à la variété diphthéritique de l'angine, mais il faut pour condition *un état épidémique.*

Si l'on accepte cette manière de voir conditionnelle, on est obligé de conclure que l'angine diphthéritique sporadique et l'angine diphthéritique épidémique ne sont pas deux maladies identiques, la forme épidémique ayant sans doute acquis des caractères particuliers, une manière d'être nouvelle non encore signalée; ce qui, par parenthèse, démontrerait que des agents infectieux ont agi sur la variété sporadique pour la faire passer à l'état épidémique.

H. Roger et M. Péter, ayant reconnu l'insuffisance de cette doctrine, vont plus loin que leurs prédécesseurs. Selon eux, le caractère contagieux appartient à la forme la plus bénigne comme à la forme la plus maligne. « Il faut *dans la pratique*, disent-ils, *se méfier de ces angines dites couenneuses légères, qui naissent spontanément, guérissent vite*, mais qui, parce qu'elles sont D'ESSENCE DIPHTHÉRIQUE, SONT CONTAGIEUSES, etc. »

C'est qu'en effet, il n'y a aucune différence, excepté celle du plus ou moins d'intensité morbide, entre les deux variétés, sporadique et épidémique. La forme épidémique est telle parce qu'il existe des conditions atmosphériques générales ou locales qui facilitent le développement de la forme sporadique, comme elles faciliteraient, dans des circonstances analogues, celui d'autres affections sporadiques régnantes. Ces conditions sont celles de l'infection miasmatique et putride; je l'ai démontré dans la première partie de mon mémoire. Elles expliquent tous les faits que les auteurs ont mis sur le compte de la contagion. Cela est tellement vrai que, ne pouvant les classer tous dans la contagion qui résulte d'un contact immédiat ou médiat, on a jugé nécessaire de créer une variété de contagion nommée : *contagion à distance!* deux termes qui jurent par leur accouplement.

Eh bien, acceptons pour un instant cette antithèse peu française. Comment l'angine diphthéritique pourra-t-elle se développer à distance? Il faudra de toute manière faire intervenir l'air comme moyen de transmission, car je ne puis croire que MM. Roger et Péter aient voulu désigner ainsi le contact médiat, pas plus que le transport de la matière contagieuse par un être intermédiaire. Or l'air est le principal élément, le véhicule des agents de l'infection, c'est-à-dire des épidémies et non de la contagion.

Admettons même que les germes ou molécules organiques de la matière diphthéritique se répandent dans l'atmosphère et viennent s'implanter ou germer sur un terrain individuel plus ou moins éloigné. S'ensuit-il qu'il y ait contagion? On ne saurait appeler ainsi ce mode de propagation, puisque un contact au moins médiat est nécessaire; il faudrait, dans tous les cas, lui donner un nom autre que celui de *contagion*.

Mais qui de nous ignore que ces germes, ces molécules organiques, font partie des exhalaisons ou miasmes qui se dégagent des êtres malades ou des corps en putréfaction, et ne pénètrent dans l'économie que par la surface pulmonaire? Supposer donc une contagion à distance, c'est entrer en plein dans le domaine de l'infection, c'est-à-dire des agents épidémiques. Il est parfaitement inutile que j'insiste sur ce point; tous les commentaires, d'ailleurs, ne pourraient faire qu'il en fût autrement.

On a vu plus haut que l'inoculation de la matière diphthéritique, directement et indirectement faite, n'a donné aucun résultat, de l'aveu même des partisans de la contagion.

Or, une matière morbide, la matière diphthéritique, produit cependant, suivant eux, une angine ou une maladie diphthérique, par la seule application de cette matière avec la peau ou avec la muqueuse, c'est-à-dire par suite d'un attouchement immédiat ou médiat de cette matière.

Je dois avouer naïvement que mon intelligence se refuse absolument à comprendre une pareille contradiction. Je comprendrais plutôt qu'un agent morbide, qui est absorbé par les vaisseaux lymphatiques ou veineux après son introduction artificielle sous l'épiderme, c'est-à-dire dans le réseau vasculaire, ne le fût pas lorsqu'il n'est mis en contact qu'avec l'épiderme lui-même. Mais qu'un agent qu'il suffit de placer sur l'épiderme pour le faire absorber par les vaisseaux ou les pores épidermiques, ne puisse pas passer dans ces mêmes vaisseaux alors qu'il y est directement introduit, voilà quelque chose qui dépasse toute conception humaine.

Ces quelques réflexions en disent assez pour démontrer combien sont faibles les preuves et les raisons que l'on met au service de la contagion des angines en particulier, et de la contagion en général.

Un auteur allemand, Hallier, aurait, paraît-il, découvert, en 1866, le champignon parasite de la diphthérie; il l'a décrit et figuré sous le nom de *Diplosporium fuscum* (*Botan. Zeitschr.*, n° 13, p. 144. — Extrait du *Schmidt's Jahrbücher*, vol. 140, p. 119); il aurait même obtenu des sporanges par la culture.

Je ne sais si Hallier a voulu parler du champignon de la matière de l'angine diphthéritique. Quoi qu'il en soit, son *Diplosporium fuscum* ne saurait être un élément caractéristique de la fausse membrane de l'angine ou du croup, par la raison que toutes les matières organiques en décomposition servent de stratum à une foule de champignons microscopiques et non microscopiques. Il n'y a rien que de très-naturel, de très-probable, dans la présence des sporules qu'il signale et qui doivent apparaître à une période avancée de la maladie.

En admettant même que les sporules du *Diplosporium fuscum* fussent capables de transmettre la maladie, cela constituerait un des modes de propagation parasitaire, mais non de contagion véritable, celle qui résulte d'un contact immédiat ou médiat.

Je pourrais multiplier les raisons sur lesquelles j'appuie la non-contagion des angines primitives diphthéritiques ou non diphthéritiques. Si ces angines étaient contagieuses à un haut degré, comme le disent (p. 21) H. Roger et M. Péter, peut-on admettre, par exemple, que les médecins s'y exposent tous les jours impunément? Combien en cite-t-on qui aient été atteints par l'agent contagieux? Et pourtant, mieux que tous ceux qui entourent ou soignent les angineux, nous sommes exposés à l'inoculation de la matière diphthéritique.

J'ai, pour mon compte, reçu plusieurs fois, en pleine figure, cette matière au moment où j'inspectais la gorge; et certes je ne suis pas le seul à qui pareille chose arrive. Il serait absurde d'admettre que nous jouissons d'une immunité providentielle.

Ce sont surtout les personnes qui séjournent dans la chambre du malade qui sont atteintes; elles ont respiré plus ou moins longtemps l'air vicié, et c'est ce qui a fait croire à une contagion. Il en est pourtant parmi elles qui prennent d'autres maladies que l'angine obligée; mais on passe à côté de ce fait très-significatif, parce que l'idée de contagion domine le médecin et ne lui permet pas de supposer qu'une maladie autre que l'angine puisse se développer dans ce milieu.

Je me borne donc à rappeler :

1° Que les propriétés contagieuses des angines malignes et surtout diphthéritiques sont encore à démontrer ;

2° Que les exemples cités à l'appui de la contagion de ces maladies sont les résultats de l'infection, ce qui est bien différent.

§ II. — Les angines sont des maladies essentiellement locales, elles ne dépendent point d'une diathèse.

Cette proposition est en grande partie traitée dans la première moitié de ce mémoire.

J'ai fait voir, en effet, quelle était l'origine des angines, origine toute locale, folliculaire ou glandulaire. J'ai également mis en lumière les transformations successives que subissait l'amygdalite simple pour arriver à l'angine diphthéritique et au croup.

J'ajouterai ici que, dans les épidémies d'angines rapportées par les auteurs, les individus atteints étaient tout d'abord pris de maux de gorge sans avoir été prévenus par aucune autre indisposition, c'est-à-dire en pleine santé. Ainsi Bretonneau, pendant les épidémies qu'il a observées, constate que l'angine frappait de préférence les sujets à constitution solide.

Il est encore d'observation que les amygdales étaient presque constamment les parties atteintes les premières et le plus violemment; que le mal partait de là pour gagner l'arrière-gorge et le tube laryngo-trachéal; que la mort arrivait, dans les deux tiers et même les trois quarts des cas, avant que la fausse membrane eût atteint les bronches.

Bretonneau, qui signale ces faits, n'en attribuait pas moins la mort à l'asphyxie. « La lividité et la torpeur » qui précèdent la mort des adultes, dit-il dans son » *Traité de la Diphthérite*, p. 48, proviennent uniquement d'une *lente asphyxie*, suite de l'obstacle mécanique que la fausse membrane oppose graduellement à la respiration. » Il fait mieux, il raconte que *toutes les conditions de la putréfaction* s'y trouvaient réunies! « Au commencement de l'épidémie », dit-il, « la » mort des enfants fut généralement attribuée au croup » parce qu'elle fut prompte et précédée de tous les » symptômes de cette maladie; tandis que, pour les » adultes, la fétidité de l'haleine, la lividité du teint, » firent prévaloir les *idées de gangrène et de putridité*, p. 45. »

Ainsi Bretonneau ne comprit pas que l'infection putride, ayant empoisonné ses malades, les tuait avant que l'asphyxie eût le temps de se produire. De là, la contradiction que je viens de signaler.

Quant à la nature inflammatoire des angines malignes, Bretonneau la trouva tellement différente de ce qu'il savait et de ce qu'il avait vu de l'inflammation en général, qu'il en fit une inflammation spéciale, *sui generis*, et créa l'angine diphthéritique, dont le croup n'était que la conséquence.

Une fois cette pente donnée à l'interprétation des faits, il était facile de prévoir ce qui allait arriver.

Trousseau vint enchérir sur son illustre maître; ne se contentant pas de la spécificité locale, il créa une spécificité générale, une diathèse, la *diphthérie*. De sorte que toute angine diphthéritique n'était plus une maladie primitive de la gorge, mais bien une manifestation locale de la diphthérie, maladie ou prédisposition générale. L'angine avait beau frapper les individus les mieux portants, les mieux constitués, elle n'en dépendait pas moins d'une diathèse, et tout était dit.

H. Roger et M. Peter viennent à leur tour renchérir sur les idées de Trousseau ; ils ajoutent à la diathèse *diphthérie*, un premier pas fondamental, la *période d'incubation* ! Que voulez-vous ? Il faut bien constituer l'entité *diphthérie* ! Si ce n'est vrai, c'est du moins logique.

Voici ce qu'ils écrivent, page 21 :

« Des faits nombreux de contagion, survenus dans » des conditions parfaitement connues, nous ont per- » mis de déterminer la durée de l'*incubation* de l'an- » gine diphthérique. Cette durée approximative est le » plus souvent de deux à huit jours ; exceptionnelle- » ment, elle peut être de douze à quinze jours. On » remarquera que cette durée de l'incubation oscille » entre les limites qui sont précisément celles de » l'incubation des fièvres éruptives. »

Je n'ai pas besoin de démontrer que la contagion étant encore à prouver, tout cet échafaudage s'écroule de lui-même.

Supposons pour un instant que la diathèse existe. Comment expliquer que le traitement local soit le seul qui arrête ses effets ? Comment un peu de miel chlorhydrique, la section des amygdales et plusieurs autres applications toutes locales, peuvent-ils lutter contre une diathèse aussi terrible que la *diphthérie* ?

Une semblable contradiction n'est-elle pas la preuve la plus indiscutable de l'existence éphémère de cette prédisposition générale ?

Les influences qui, en réalité, ont pu agir sur l'état général des malades pendant le développement des angines, ont été, ainsi que je l'ai établi, celles qui agissent en pareille circonstance, c'est-à-dire les miasmes, les exhalaisons putrides fournies par les malades eux-mêmes. Ce n'est donc pas la contagion qui a joué le principal rôle, mais bien les agents de l'infection.

Je ne terminerai pas ce mémoire sans citer un précieux aveu des auteurs de l'article ANGINE DIPHTHÉRIQUE du *Dictionnaire encyclopédique*. Le voici :

« Quelques faits, qui nous sont personnels, nous » autorisent à dire que les individus fréquemment » affectés d'*angine simple* ou d'*amygdalite* avec hyper- » trophie des amygdales, sont prédisposés à l'angine » diphthérique : cette répétition des inflammations » entretenant dans la région gutturale une hypérémie » habituelle qui peut, sous l'influence épidémique ou » contagieuse, se transformer en phlegmasie spéci- » fique, c'est-à-dire en angine diphthérique. » (P. 18.)

La première partie de cette citation me démontre que MM. Roger et Peter ont été à même de suivre les transformations des amygdalites ou des angines simples en angines malignes ou diphthéritiques. Mais, dominés par l'idée ou croyance générale que la forme épidémique était inséparable de cette transformation, ils n'ont pu se résoudre à croire qu'elle eût lieu en dehors de toute influence épidémique. Il est évident que ces Messieurs ont observé cette métamorphose de l'état sporadique, comme je l'ai maintes fois constatée moi-même. Mais, n'ayant pu se rendre compte de la manière dont elle s'opérait, ils en ont cherché la raison dans un état épidémique vrai ou supposé. Tel est le sens dans lequel il faut accepter l'aveu que je viens de citer.

Concluons en nous répétant :

1° Les angines malignes ou diphthéritiques ne sont pas contagieuses, mais elles peuvent devenir infectieuses.

2° Les angines simples, malignes et autres formes, sont des maladies essentiellement locales. Lorsqu'elles compliquent les maladies générales dont elles sont une manifestation, un symptôme, elles peuvent, par leur tendance infectieuse, augmenter la gravité de ces maladies.

TROISIÈME PARTIE

STATISTIQUE. — MORTALITÉ

La troisième et dernière partie de ce mémoire comprend des documents statistiques d'un haut intérêt sur les décès occasionnés à Paris par les angines et le croup. Je dois ici des remercîments à M. Husson, directeur général de l'Assistance publique, et à M. Legoyt, chef de division au Ministère de l'agriculture et du commerce pour le bienveillant empressement qu'ils ont mis à me faciliter les recherches arides de ce travail.

Dans les deux premiers tableaux j'ai relevé les décès constatés à Paris, tant en ville que dans les hôpitaux, pendant la période des neuf dernières années. Je n'ai pu trouver, avant 1861, aucun document complet aux Archives générales, où sont pourtant réunis tous les éléments de cette statistique. Dans un troisième tableau, j'ai relaté les décès dans les hôpitaux pendant les années 1861, 1862, 1863 et 1864, les seules qu'il m'ait été possible de réunir. A côté du chiffre des décès, j'ai placé celui des malades sortis, ce qui m'a permis d'établir quelques comparaisons entre le nombre des entrées, celui des sorties et celui des décès, et de déterminer, jusqu'à un certain point, le grand nombre de personnes qui sont sujettes aux maux de gorge ou angines.

CHAPITRE VI

Décès.

§ I. — **État civil.**

TABLEAU I. — *Archives de l'Empire.*

AGES.	1861			1862			1863			1864		
	Hommes.	Femmes.	TOTAL.	Hommes.	Femmes.	TOTAL.	Hommes.	Femmes.	TOTAL.	Hommes.	Femmes.	TOTAL.
ANGINES.												
De 0 à 5 ans	207	194	401	212	189	401	173	145	318	153	154	307
5 à 15	49	58	107	36	50	86	18	20	38	21	31	52
15 à 25	10	12	22	8	10	18	15	14	29	9	3	12
25 à 40	10	14	24	12	13	25	13	10	23	6	9	15
40 à 60	16	9	25	14	6	20	14	8	22	19	6	25
60 et plus. .	7	13	20	10	8	18	14	6	20	13	17	30
TOTAUX. .	299	300	599	292	276	568	247	203	450	221	220	441
LARYNGITE PSEUDO-MEMBRANEUSE, CROUP.												
De 0 à 5 ans	327	271	598	390	313	703	394	343	737	443	358	801
5 à 15	52	32	84	65	34	99	37	39	76	54	35	89
15 à 25	1	1	2	3	0	3	3	1	4	0	2	2
25 à 40	2	0	2	1	0	1	1	0	1	0	3	3
40 à 60	1	2	3	2	1	3	2	0	2	1	0	1
60 et plus. .	0	0	0	3	0	3	0	1	1	1	0	1
TOTAUX. .	333	306	689	464	348	812	437	384	821	509	398	907

Ce tableau démontre :

1° Que le nombre des décès, par suite d'angines, a suivi une progression décroissante de 1861 à 1864, tandis que celui des décès occasionnés par le croup suivait au contraire une progression opposée ;

2° Que passé l'âge de 15 ans, le croup est extrêmement rare, tandis que les décès qui sont dus aux angines, forment encore le cinquième ou le quart de ceux qui ont lieu parmi les enfants de 1 à 15 ans ;

3° Que les décès, par suite de croup, sont d'environ un tiers plus nombreux que ceux déterminés par les angines.

Il faut se garder de prendre cette statistique dans la forme absolue où elle est présentée, car une grande partie des décès attribués au croup appartiennent en réalité aux angines ; l'affection croupale est rarement primitive ; elle est le plus souvent la conséquence des angines ou maux de gorge.

Tableau II. — *Bulletin municipal de la ville de Paris.*

ANGINE PSEUDO-MEMBRANEUSE OU COUENNEUSE.

ANNÉES	1865			1866			1867			1868			1869			TOTAL MENSUEL.
MOIS.	Hommes.	Femmes.	TOTAL.	Hommes.	Femmes.	TOTAL.	Hommes.	Femmes.	TOTAL.	Hommes.	Femmes.	TOTAL.	Hommes.	Femmes.	TOTAL.	
Janvier . .	17	16	33	15	18	33	13	19	32	10	7	17	17	10	27	142
Février . .	19	12	31	13	13	26	12	13	25	9	5	14	11	10	21	117
Mars . . .	23	15	38	14	22	36	14	9	23	15	14	29	12	13	25	151
Avril. . .	15	16	31	12	7	19	8	4	12	6	18	24	14	16	30	116
Mai. . . .	13	20	33	14	7	21	9	9	18	10	12	22	11	21	32	126
Juin. . . .	14	11	25	13	10	23	7	9	16	11	12	23	13	14	27	114
Juillet. . .	24	10	34	12	7	19	4	10	14	10	10	20	10	9	19	106
Août . . .	8	13	21	12	9	21	10	8	18	12	11	23	12	8	20	103
Septembre	13	8	21	11	10	21	10	6	16	9	10	19	11	5	16	93
Octobre. .	16	8	24	5	8	13	12	5	17	10	3	13	10	15	25	92
Novembre	9	10	19	5	13	18	12	5	17	4	8	12	15	9	24	90
Décembre.	13	16	29	14	8	22	15	6	21	10	11	21	24	12	36	129
Tot. annuel	184	155	339	138	132	270	126	108	229	116	121	237	160	142	302	1379

LARYNGITE PSEUDO-MEMBRANEUSE OU CROUPALE.

ANNÉES	1865			1866			1867			1868			1869			TOTAL MENSUEL.
MOIS.	Hommes.	Femmes.	TOTAL.	Hommes.	Femmes.	TOTAL.	Hommes.	Femmes.	TOTAL.	Hommes.	Femmes.	TOTAL.	Hommes.	Femmes.	TOTAL.	
Janvier . .	49	29	78	33	30	63	20	23	43	33	31	64	37	24	61	309
Février . .	41	33	74	24	20	44	29	32	61	17	35	52	33	21	54	285
Mars . . .	23	48	71	22	24	46	28	21	49	32	29	61	34	26	60	287
Avril. . .	27	25	52	33	26	59	27	25	52	27	34	61	39	21	60	284
Mai. . . .	21	23	44	29	20	49	15	17	32	15	20	35	21	17	38	198
Juin. . . .	32	13	45	15	17	32	15	12	27	16	19	35	21	15	36	175
Juillet. . .	19	13	32	15	14	29	8	15	23	26	17	43	10	14	24	151
Août . . .	21	25	46	13	14	27	15	14	29	19	12	31	17	10	27	160
Septembre	18	16	34	24	17	41	11	14	25	15	21	36	12	18	30	166
Octobre. .	31	31	62	13	19	32	13	15	28	14	13	27	21	11	32	181
Novembre	20	21	41	32	24	56	22	26	48	28	17	45	21	15	36	226
Décembre.	30	23	53	35	30	65	30	28	58	25	20	45	39	22	61	282
Tot. annuel	332	300	632	288	255	543	233	242	475	267	268	535	305	214	519	2704

La statistique fournie par le *Bulletin municipal de la ville de Paris* nous apprend :

1° Que les décès dus aux angines ont continué leur progression décroissante jusqu'en 1867 ; ils reprennent leur marche ascendante depuis 1868 ;

2° Que les saisons où les décès sont le plus nombreux, sont le printemps et l'hiver ;

3° Que les mois de mars, janvier et décembre sont les plus funestes ;

4° Qu'enfin le sexe mâle est celui qui fournit le plus de victimes.

Les décès relatifs au croup apprennent :

1° Que la progression décroissante a repris son cours en 1865 ; en 1867, le nombre des victimes n'a été que la moitié environ (475) de celui qu'il était (907) en 1864 ;

2° Que la saison où les décès ont été le plus nombreux sont l'hiver et le printemps, comme pour les angines ;

3° Que les mois les plus chargés ont été janvier, mars et février.

§ II. — Hôpitaux.

TABLEAU III. — *Mortalité générale.*

ANNÉES.		ANGINES.					CROUP.				
		Hommes.	Femmes.	Garçons.	Filles.	TOTAL.	Hommes.	Femmes.	Garçons.	Filles.	TOTAL.
1861	Sorties	329	304	69	68	770	1	1	21	33	56
	Décès	5	6	9	8	28	2	1	87	83	173
	Entrées	334	310	78	76	798	3	2	108	116	229
1862	Sorties	378	320	65	69	832	6	5	0	1	12
	Décès	7	2	9	20	38	8	1	28	14	51
	Entrées	385	322	74	79	870	14	6	28	15	63
1863	Sorties	374	288	71	72	805	3	2	58	57	120
	Décès	4	3	11	6	24	2	3	70	89	164
	Entrées	378	291	82	78	829	5	5	128	146	284
1864	Sorties	360	261	69	71	761	2	2	64	113	181
	Décès	5	4	36	13	58	4	5	50	82	141
	Entrées	365	265	105	84	819	6	7	114	195	322

Il résulte de ce relevé :

1° Que le nombre des malades qui sont entrés chaque année dans les hôpitaux s'est élevé, en moyenne, à 829 pour l'angine, à 215 pour le croup ;

2° Que le nombre des victimes a été de 37 pour l'angine, et de 132 pour le croup ;

3° Que les décès ont été de 1 sur 23 entrants pour l'angine et de 5 sur 8 pour le croup;

4° Que l'angine a causé la mort de :

1 homme sur 74,
1 femme sur 87,
1 garçon sur 7,
1 fille sur 8.

Le premier tableau ci-dessus, relatif aux décès civils des années 1861, 1862, 1863 et 1864, comprend les décès constatés en ville et dans les hôpitaux. En retranchant des nombres qu'il contient ceux que renferme le tableau relatif aux hôpitaux, on obtient les chiffres réels de la mortalité en ville. Ces chiffres sont : 571, 530, 426, 383 pour les angines; 466, 788, 657, 766 pour le croup.

Or, il est entré annuellement dans les hôpitaux, ai-je dit, 829 malades environ pour l'angine, 215 pour le croup, et il y a eu 1 décès sur 23 entrants dans le premier cas, et 5 sur 8 dans le second. En multipliant la moyenne, 478, nombre des décès dus aux angines en ville seulement, par le chiffre 23, j'arrive à environ 11 000 malades par année. Ce nombre est assurément de beaucoup inférieur à la réalité, c'est-à-dire à celui des personnes qui réclament des soins, car les malades qui ont recours au service hospitalier ne s'y décident que par nécessité et avec répugnance.

Il est facile d'induire de ce court aperçu combien est grand le nombre des personnes exposées ou sujettes aux maux de gorge, aux angines, et de quelle importance serait un service consacré à cet ordre d'affections. L'intérêt de l'humanité, celui de la science et de l'enseignement de la médecine le réclament. Je viens donc faire appel à MM. les professeurs de l'Ecole, à MM. les médecins des hôpitaux, à M. le directeur de l'Assistance publique surtout, et leur demander de porter toute leur sollicitude sur cette lacune hospitalière.

Je vais maintenant mettre sous les yeux du lecteur un spécimen de la statistique des hôpitaux, telle qu'elle est établie par l'Assistance publique. Mon intention est seulement de faire ressortir combien les médecins sont peu fixés sur le diagnostic des maladies de gorge ou *angines*.

Jusqu'en 1862, toutes les formes de ces maladies étaient réunies sous les titres : *angines*, *hypertrophie* et *abcès des amygdales*.

En 1863, on les a divisées en : *amygdalites* et *angines tonsillaire*, *pultacée*, *herpétique* ou *couenneuse*, *diphthéritique*. Les angines dont la forme ou espèce n'a pas été déterminée, sont les plus nombreuses ; elles se trouvent rangées sous le titre :

a. s. d., ce qui veut dire : angines sans autre désignation.

Enfin, en 1864, apparaît une nouvelle forme, l'*angine phlegmoneuse.*

Je n'insisterai pas sur cette incertitude de la science et de la pratique médicales ; mais il me sera bien permis de demander quelle est la différence qui sépare l'amygdalite de l'angine tonsillaire, même en me plaçant au point de vue de l'état actuel des connaissances médicales.

Je borne là mes réflexions, puisque dans mon mémoire j'ai donné la clef de ces problèmes.

Tableau IV. — *Hôpitaux généraux.*

NOMS des MALADIES.	ANNÉE 1861.							ANNÉE 1862.						
	SORTIES.			DÉCÈS.			TOTAL DES MALADES.	SORTIES.			DÉCÈS.			TOTAL DES MALADES.
	Hommes.	Femmes.	TOTAL.	Hommes.	Femmes.	TOTAL.		Hommes.	Femmes.	TOTAL.	Hommes.	Femmes.	TOTAL.	
Angines.	311	296	607	5	6	11	618	371	318	689	7	2	9	698
Hypertrophie des amygdales.	12	5	17	0	0	0	17	4	2	6	0	0	0	6
Croup.	1	1	2	2	1	3	5	0	0	0	4	1	5	5
Hôpital St-Louis. Angines.	6	3	9	0	0	0	9	0	0	0	0	0	0	0
Hôpital St-Louis. Croup.	0	0	0	0	0	0	0	6	5	11	4	0	4	15
Hôpital St-Louis. Hypertrophie des amygdales.								1	0	1	0	0	0	1
Abcès des amygdales.								2	0	2	0	0	0	2
Totaux.	330	305	635	7	7	14	649	384	325	709	15	3	18	727

	ANNÉE 1863.							ANNÉE 1864.						
Amygdalites	1	1	2	0	0	0	2	0	0	0	0	0	0	0
Angine tonsillaire.	119	90	209	0	0	0	209	296	214	510	1	2	3	513
Angine herpétique, ou couenneuse.	5	5	10	0	0	0	10	16	10	26	2	1	3	29
Angine diphthéritique.	8	5	13	2	2	4	17	8	6	14	1	1	2	16
Angines sans autre désignation.	224	178	402	2	1	3	405	26	22	48	0	0	0	48
Hypertrophie des amygdales.	11	6	17	0	0	0	17							0
Abcès des amygdales.	6	3	9	0	0	0	9							0
Croup.	3	2	5	2	3	5	10	2	2	4	4	5	9	13
Angine phlegmoneuse.								11	8	19	1	0	1	20
— pultacée								3	1	4	0	0	0	4
Totaux.	377	290	667	6	6	12	679	362	263	625	9	9	18	643

TABLEAU V. — *Assistance publique. — Extraits de la statistique des hôpitaux.*

ANNÉES et NOMS des MALADIES.	ENFANTS-MALADES				SAINTE-EUGÉNIE				ENFANTS-ASSISTÉS				SERVICE DES CRÈCHES.				TOTAL.	
	GARÇONS.		FILLES.		GARÇONS.		FILLES.		GARÇONS.		FILLES.		GARÇONS.		FILLES.			
	Sorties.	Décès.	Sorties.	Décès.	Sorties.	Décès.	Sorties.	Décès.	Sorties.	Décès.	Sorties.	Décès.	Sorties.	Décès.	Sorties.	Décès.	Sorties.	Décès.
1861																		
Angines	32	5	35	6	23	2	21	0	12	2	4	2					127	17
Hyp. des amygdales	2	0	8	0	0	0	0	0	0	0	0	0					10	0
TOTAUX. . .	34	5	43	6	23	2	21	0	12	2	4	2					137	17
1862																		
Angines.	32	2	23	17	25	4	33	2	1	0	4	0	3	3	3	1	124	29
Hyp. des amygdales	1	0	1	0	3	0	5	0	0	0	0	0	0	0	0	0	10	0
TOTAUX. . .	33	2	24	17	28	4	38	2	1	0	4	0	3	3	3	1	134	29
1863																		
Angine tonsillaire..	4	0	4	0	5	0	5	0	0	0	7	0					25	0
— pultacée . .	0	0	0	0	1	0	0	0	0	0	0	0					1	0
— couenneuse	2	1	8	2	5	3	6	1	0	0	0	0					21	7
— diphthéritique	4	4	1	0	1	1	0	1	0	1	0	0					6	7
— s. a. désign.	27	0	16	0	16	1	15	0	2	0	1	1					77	2
Hyp. des amygdales	0	0	0	0	2	0	1	0	0	0	0	0	2	0	8	1	13	1
TOTAUX. . .	35	5	29	2	30	5	27	2	2	1	8	1	2	0	8	1	143	17
1864																		
Angine tonsillaire..	0	0	15	0	3	2	0	0	5	0	0	0	1	1	1	0	25	3
— pultacée.. .	0	0	2	0	0	0	0	0	0	0	0	0	0	0	0	0	2	0
— diphthéritique	6	6	19	7	7	6	8	4	0	0	0	0	1	0	0	1	41	24
— s. a. désign.	26	1	7	1	13	12	2	0	0	0	0	0	4	7	0	0	52	21
Hyp. des amygdales	0	0	0	0	3	1	0	0	0	0	0	0	0	0	0	0	3	1
TOTAUX. . .	32	7	43	8	26	21	10	4	5	0	0	0	6	8	1	1	123	49
TOTAUX des 4 années	134	19	139	33	107	32	96	8	20	3	16	3	11	11	12	3	537	112
CROUP 1861.	13	42	22	50	9	44	11	32	0	1	0	1					55	170
CROUP 1862.	0	2	0	0	0	0	0	0	0	1	0	1	0	25	1	13	1	42
CROUP 1863.	35	38	24	50	23	30	31	37	0	2	0	0	0	0	3	2	116	159
CROUP 1864.	33	27	56	42	28	21	51	35	1	0	0	0	2	2	6	5	177	132
TOTAUX des 4 années	81	109	102	142	60	95	93	104	1	4	0	2	2	27	10	20	349	503

Résultats de la trachéotomie pratiquée pendant les années 1865, 1866 1867, 1868, *dans les hôpitaux.*

	Enfants-Malades.	Enfants-Assistés.	Total.
Sortis guéris......	108	136	244
Sortis non guéris. .	12	29	41
Décédés.........	254	349	603
Total des opérés.	374	514	888

Ainsi il meurt les deux tiers environ des opérés.

Janvier 1870.

FIN.

TABLE DES MATIÈRES

CHAPITRE III.

TROISIÈME PROPOSITION.

DEUXIÈME PARTIE.

CHAPITRE IV.

CHAPITRE V.

TROISIÈME PARTIE.

CHAPITRE VI.

Paris. — Imprimerie de E. Martinet, rue Mignon, 2.

CATALOGUE DES LIVRES DE FONDS

DE LA LIBRAIRIE

ADRIEN DELAHAYE

LIBRAIRE-ÉDITEUR DE LA SOCIÉTÉ IMPÉRIALE DE BIOLOGIE

ANATOMIE, PHYSIOLOGIE, MÉDECINE
CHIRURGIE, ETC.

PARIS
PLACE DE L'ÉCOLE-DE-MÉDECINE

1870

SOUS PRESSE, POUR PARAITRE PROCHAINEMENT :

BAZIN. **Leçons sur l'emploi des eaux minérales dans le traitement des affections de la peau**, professées à l'hôpital Saint-Louis, rédigées et publiées par M. MAUREL, interne des hôpitaux, revues par le professeur. 1 vol. in-8.

BRINTON. **Maladies de l'estomac**, traduit par le docteur RIANT et précédées d'une introduction par le professeur LASÈGUE. 1 vol. in-8 avec figures.

BUCQUOY, professeur agrégé à la Faculté de médecine de Paris, médecin des hôpitaux. **Leçons cliniques sur les maladies du cœur**, professées à l'Hôtel-Dieu de Paris. 2e édition revue et augmentée, 1 vol. in-8 avec figures dans le texte.

DEPAUL. **Leçons de clinique obstétricale**, professées à l'hôpital des Cliniques, rédigées et publiées par le docteur DE SOYRE, revues par le professeur. 1 vol. in-8.

DESPRÉS, chirurgien de l'hôpital de Lourcine, professeur agrégé, etc. **Traité iconographique de l'ulcération et des ulcères du col de l'utérus.** 1 vol. in-8, avec planches lithographiques.

FAUVEL (Ch.). **Traité des maladies du larynx et des régions circonvoisines visibles au laryngoscope.** 1 vol. in-8, avec figures dans le texte et planches coloriées.

FOURNIER (Alfred), agrégé à la Faculté de médecine de Paris, médecin des hôpitaux. **Leçons cliniques sur la syphilis chez la femme**, professées à l'hôpital de Lourcine. 1 vol. in-8 avec figures dans le texte.

GAILLETON, médecin de l'Antiquaille de Lyon. **Traité des maladies de la peau.** 1 vol. in-8.

DE GRAEFE. **Symptômes des paralysies des muscles moteurs de l'œil**, traduit par le docteur SICHEL, et revu par le professeur, in-8.

JÆGER et WECKER, professeurs d'ophthalmologie. **Traité des maladies du fond de l'œil.** 1 vol. in-8, accompagné d'un atlas de 29 planches en chromolithographie.

LANCEREAUX. **Traité élémentaire d'anatomie et physiologie pathologique.** 1 vol. in-8 avec figures intercalées dans le texte.

MAGNAN, médecin de l'asile Sainte-Anne. **Études cliniques sur la paralysie générale.** 1 vol. in-8.

MALLEZ. **Manuel de pathologie et de chirurgie de l'appareil urinaire.** Cours professé à l'École pratique; recueilli et publié par M. Pouillet (d'Arras), chef de la clinique; revu par le professeur. 1 vol. in-12, accompagné d'un grand nombre de figures dans le texte, et planches en chro.

MOREAU-WOLF. **Traité pratique des maladies des organes génito-urinaires de l'homme.** 1 vol. in-12 avec nombreuses figures dans le texte.

TRŒLTSCH (de Wurzbourg). **Traité complet des maladies de l'oreille**, traduit sur la 4e édition par les docteurs LÉVY et KUHN. 1 vol. in-8 avec figures dans le texte.

CATALOGUE DES LIVRES DE FONDS

DE LA LIBRAIRIE

ADRIEN DELAHAYE

NOTA. — Tous les ouvrages portés dans ce Catalogue sont expédiés par la poste, dans les départements et en Algérie, *franco* et sans augmentation sur les prix désignés. — Prière de joindre à la demande des *timbres-poste* pour une somme de moins de cinq francs ou un *mandat* sur Paris. — *On ne reçoit que les lettres affranchies.*

REVUE PHOTOGRAPHIQUE
DES HOPITAUX

Journal publié sous le patronage de l'administration de l'Assistance publique

PAR

A. DE MONTMÉJA ET BOURNEVILLE

La Revue photographique a pour objet de publier les cas les plus intéressants recueillis dans les hôpitaux de Paris.

Un mode d'illustration, tout à fait nouveau en médecine, nous permet de joindre à cette Revue des planches, dont la vérité est toujours supérieure à celle de tout autre genre d'iconographie.

La *Revue photographique* paraît du 1er au 5 de chaque mois, depuis janvier 1869. Chaque numéro se compose de 24 pages in-8 de texte avec figures dans le texte et de 3 planches photographiques.

L'année 1869, reliée en 1 vol. demi-chagrin non rogné et doré en tête. 25 fr.

CONDITIONS DE L'ABONNEMENT :

Six mois.	**Un an.**
FRANCE. 11 fr. — ÉTRANGER. 13 fr.	FRANCE. 20 fr. — ÉTRANGER. 25 fr.

Prix d'un numéro : 2 francs.

S'adresser, pour tout ce qui concerne l'administration, à M. Adrien DELAHAYE, libraire-éditeur, place de l'École-de-Médecine, à Paris ; pour la rédaction, à M. A. DE MONTMÉJA, 40, quai Jemmapes, à Paris.

Agenda-Formulaire des médecins-praticiens, publié sous la direction de M. le Dr Bossu, paraissant tous les ans, du 1er au 10 décembre. 1 vol. in-18 de 400 pages, broché .... 1 fr. 75
Reliures depuis 3 fr. jusqu'à 9 fr.

Agenda-memento du médecin pour 1870, par M. FERRAND, pharmacien. 1 vol. in-18 de 256 pages, cart .... 1 fr. 50

Almanach général de médecine et de pharmacie, pour la France, l'Algérie et les colonies, publié par l'administration de l'*Union médicale*, paraissant tous les ans du 1er au 10 décembre. 1 vol. in-12 d'environ 600 pages .... 4 fr.

Annuaire général des sciences médicales, par le Dr CAVASSE. 5 vol. (années 1857, 1858, 1859, 1860 et 1862). Prix de la collection... 10 fr.

ALLARD. **De la thérapeutique hydrominérale des maladies constitutionnelles, et en particulier des affections tégumentaires externes.** In-8 de 74 pages. Paris, 1860........................ 2 fr.

ALLARD. **Du traitement de la phthisie pulmonaire par les eaux d'Auvergne.** In-8 de 56 pages. Paris, 1863................ 1 fr. 50

ALMAGRO. **Étude clinique et anatomo-pathologique sur la persistance du canal artériel.** Mémoire accompagné de 3 planches, dont une coloriée. Paris, 1862.................................. 3 fr. 50

ALUISON. **Essai statistique sur la pathogénie de la folie.** Grand in-8 de 43 pages. Paris, 1866.................................. 1 fr. 50

AMYOT, médecin-dentiste, etc. **Odontologie.** Hygiène de la bouche. In-12 de 44 pages. Paris, 1867.................................. 1 fr.

ANCEL. **Des ongles au point de vue anatomique, physiologique et pathologique.** In-8 de 147 pages et 5 figures dans le texte. Paris, 1868.. 3 fr.

ANGER (B.) ET WORTHINGTON. **Mélanomes.** In-8 de 46 pages et 3 planches. Paris, 1866.................................. 1 fr. 50

ANNER. **Guide des mères et des nourrices,** ouvrage couronné par la Société protectrice de l'enfance de Paris, en séance publique du 23 janvier 1870. 1 vol. in-18.................................. 2 fr.

ARTHUIS. **Traitement de la phthisie pulmonaire ou maladie de poitrine.** In-8 de 68 pages. 1869.................................. 1 fr.

AUDHOUI. **Pathologie générale de l'empoisonnement par l'alcool.** In-8 de 131 pages. Paris, 1868.................................. 2 fr.

AUBURTIN. **Recherches cliniques sur les maladies du cœur,** d'après les leçons de M. le professeur Bouillaud; précédées de *Considérations de philosophie médicale sur le vitalisme, l'organicisme et la nomenclature médicale,* par le professeur BOUILLAUD. 1 vol. in-8 de 448 pages... 3 fr. 50

AUBURTIN. **Recherches cliniques sur le rhumatisme articulaire aigu.** 1 vol. in-8. Paris, 1860.................................. 3 fr. 50

AUTELLET. **Les eaux thermales sulfureuses de Saint-Sauveur et de Hontalade.** 1 vol. in-8. 1869.................................. 3 fr.

AUZILHON. **Introduction à l'étude de l'ulcère simple.** In-8 de 134 p. avec une planche. 1869.................................. 2 fr. 50

AZÉMA. **De l'ulcère de Mozambique,** suivi d'un rapport lu à la Société de chirurgie de Paris, par M. Aug. CULLERIER, chirurgien de l'hôpital du Midi. In-8 de 87 pages. Paris, 1863.................................. 2 fr.

BASTARD. **Étude sur le traitement de la suette miliaire.** Avantage des bains tièdes. 1 vol. in-8 de 279 pages. Paris, 1867........... 4 fr. 50

BAUCHET, chirurgien des hôpitaux de Paris. **Des lésions traumatiques de l'encéphale.** Paris, 1860. In-8 de 200 pages.............. 3 fr.

BAUCHET. **Du panaris et des inflammations de la main.** Paris, 1859. 1 vol. in-8, 2e édition, revue et augmentée.................. 3 fr. 50

BAUDOT (EDMOND). **Examen critique de l'incubation appliquée à la thérapeutique.** 1858. Grand in-8.................................. 1 fr. 25

BAZIN, médecin de l'hôpital Saint-Louis, etc. **Leçons sur la scrofule,** considérée en elle-même et dans ses rapports avec la syphilis, la dartre et l'arthritis. 1 vol. in-8, 2e édition, revue et considérablement augmentée. Paris, 1861 .... 7 fr. 50

BAZIN. **Leçons théoriques et cliniques sur les affections cutanées parasitaires,** professées à l'hôpital Saint-Louis, rédigées et publiées par POUQUET, revues et approuvées par le professeur. 2e édition, revue et augmentée. 1 vol. in-8 orné de 5 planches sur acier, 1862 .... 5 fr.

BAZIN. **Leçons théoriques et cliniques sur la syphilis et les syphilides,** professées à l'hôpital Saint-Louis par le Dr BAZIN, publiées par le Dr DUBUC, revues et approuvées par le professeur. 2e édition considérablement augmentée. 1866. 1 vol. in-8 accompagné de 4 magnifiques planches sur acier, figures coloriées .... 10 fr.
Sépia .... 8 fr.

BAZIN. **Leçons théoriques et cliniques sur les affections cutanées de nature arthritique et dartreuse,** considérées en elles-mêmes et dans leurs rapports avec les éruptions scrofuleuses, parasitaires et syphilitiques, professées à l'hôpital Saint-Louis par le docteur BAZIN, rédigées et publiées par le docteur Jules BESNIER, revues et approuvées par le professeur. 2e édition considérablement augmentée. 1868, 1 vol. in-8 .... 7 fr.

BAZIN. **Leçons théoriques et cliniques sur les affections cutanées artificielles et sur la lèpre, les diathèses, le purpura, les difformités de la peau,** etc., professées à l'hôpital Saint-Louis par le docteur BAZIN, recueillies et publiées par le docteur GUÉRARD, revues et approuvées par le professeur. Paris, 1862. 1 vol. in-8 .... 6 fr.

BAZIN. **Leçons sur les affections génériques de la peau,** professées à l'hôpital Saint-Louis par le docteur BAZIN, recueillies et publiées par les docteurs BAUDOT et GUÉRARD, revues et approuvées par le professeur. Paris, 1862 et 1865. 2 vol. in-8 .... 11 fr.
Le tome II se vend séparément .... 6 fr.

BAZIN. **Examen critique de la divergence des opinions actuelles en pathologie cutanée,** leçons professées à l'hôpital Saint-Louis par le docteur BAZIN, rédigées et publiées par le docteur LANGRONNE, revues et approuvées par le professeur. 1 vol. in-8. Paris, 1866 .... 3 fr. 50

BECQUEREL. **De la métrite folliculeuse ou granuleuse hémorrhagique ou des fongosités utérines,** d'après les leçons professées à l'hôpital de la Pitié. In-8 de 15 pages. Paris, 1860 .... 50 c.

BECQUEREL. **De l'empirisme en médecine.** Paris, 1844. 1 vol. in-8 de 82 pages .... 2 fr.

BECQUEREL. **Recherches sur la composition du sang dans l'état de santé et dans l'état de maladie,** par BECQUEREL et RODIER. Paris, 1843. In-8 de 128 pages .... 2 fr.

BECQUEREL. **Nouvelles recherches d'hématologie,** lues à l'Académie des sciences. Paris, 1852. In-8 de 54 pages .... 1 fr. 50

BECQUEREL. **De l'albuminurie et de la maladie de Bright.** Mémoire présenté à l'Académie impériale de médecine. Paris, 1856. In-8 de 44 pages .... 1 fr.

BECQUEREL. **Des applications de l'électricité à la pathologie.** Leçons faites à l'hôpital de la Pitié. Paris, 1856. In-8 de 52 pages...... 1 fr. 50

BECQUEREL. **De l'état puerpéral**; résumé d'une série de leçons cliniques faites à l'hôpital de la Pitié. Paris, 1857. In-8 de 43 pages...... 1 fr. 25

BECQUEREL. **Analyse du lait des principaux types de vaches, chèvres, brebis, bufflesses,** présentés au concours agricole universel de 1859. In-8 de 35 pages...................................... 75 c.

BECQUEREL. **Recherches sur les causes de phlegmasies chroniques de l'utérus,** la nature de l'état général morbide qui les accompagne, et le traitement qui leur convient. Paris, 1859. In-8 de 36 pages...... 75 c.

BELLOC. **De l'ophthalmie glaucomateuse,** son origine et ses divers modes de traitement. In-8 de 138 pages. Paris, 1867............ 3 fr.

BENNI. **Recherches sur quelques points de la gangrène spontanée** (accidents inopexiques et endartérite hypertrophique). In-8 de 140 pages. Paris, 1867.................................... 2 fr. 50

BERGEON. **Des causes et du mécanisme du bruit de souffle.** In-8 de 103 pages et 40 figures. Paris, 1868.......................... 3 fr.

BERGEON. **Théorie des bruits physiologiques de la respiration.** In-8 de 20 pages. 1869.. 1 fr.

BERGEON. **Recherches sur la physiologie médicale de la respiration** à l'aide d'un nouvel appareil enregistreur, l'Anapnographe (Spiromètre écrivant). 1er fascicule : **Description de l'anapnographe, ses applications. Considérations générales sur les voies respiratoires; rôle de la glande lacrymale dans la respiration.** In-8 de 100 pages avec figures intercalées dans le texte.................................. 3 fr.

BÉRENGER-FÉRAUD, médecin principal de la marine. **Des fractures en V** au point de vue de leur gravité et de leur traitement. In-8 de 50 pages, 1864... 1 fr. 50

BÉRENGER-FÉRAUD. **Traité de l'immobilisation directe des fragments osseux dans les fractures.** 1 vol. in-8 de 744 pages avec 102 figures intercalées dans le texte. 1869.............................. 10 fr.

BERNARD. **Étude sur la fièvre typhoïde.** In-8 de 95 pages. Paris, 1865.. 2 fr.

BERGERON (Georges). **Recherches sur la pneumonie des vieillards** (pneumonie lobaire aiguë). In-8 de 80 p. et 1 tableau. Paris, 1866. 2 fr. 50

BERNADET (Ch.). **Du catarrhe de la vessie chez les femmes réglées.** In-8 de 112 pages. Paris, 1865....................... 2 fr. 25

BERRUT. **De la constriction permanente des mâchoires et des moyens d'y remédier.** In-8 de 59 pages. Paris, 1867....... 1 fr. 50

BERTIN, professeur agrégé à la Faculté de médecine de Montpellier. **De la Ménopause,** considérée principalement au point de vue de l'hygiène. In-8 de 179 pages. Paris, 1866.................................. 3 fr.

BERTIN. **Étude pathogénique de la glucosurie.** In-8 de 90 pag. 2 fr.

BERTIN. **Étude pathogénique de la glucosurie,** embrassant l'histoire, les causes, la nature et le traitement de ce symptôme morbide. In-4 de 80 pages. Paris, 1866.. 2 fr.

BERTIN. **La tuberculose**, in-8, 1868 .... 1 fr.

BERTIN. **Étude clinique de l'emploi et des effets du bain d'air comprimé dans le traitement des maladies de poitrine**, etc., 2e édition. 1 vol. in-8 de 741 pages et 1 planche. 1868 .... 7 fr. 50

BERTIN. **Étude critique de l'embolie dans les vaisseaux veineux et artériels**. 1 vol. in-8 de 492 pages. 1869 .... 8 fr.

BERTHOLLE. **Des corps étrangers dans les voies aériennes**. In-8 de 127 pages. Paris, 1866 .... 2 fr.

Mémoire couronné par l'Académie impériale de médecine.

BESNIER (Jules). **Recherches sur la nosographie et le traitement du choléra épidémique**, considéré dans ses formes et ses accidents secondaires (épidémies de 1865 et 1866). In-8 de 192 pages, avec figures intercalées dans le texte. Paris, 1867 .... 3 fr. 50

BEYRAN. **De l'uréthrotomie dans le traitement des rétrécissements de l'urèthre**, indications et contre-indications. In-8 de 19 pages. 1865 .... 75 c.

Mémoire récompensé par l'Académie impériale de médecine.

BEYRAN. **Leçons sur les maladies des voies urinaires**. In-8 de 35 pages. Paris, 1866 .... 1 fr. 25

BEYRAN. **Diagnostic différentiel des affections du testicule**, leur symptomatologie et leur traitement. In-4. 1850 .... 1 fr. 25

BIDLOT. **Études sur les diverses espèces de phthisie pulmonaire et sur le traitement applicable à chacune d'elles**. 1 vol. in-8° de 253 pages. Paris, 1868 .... 4 fr.

BIVORT. **Observations et études sur les causes, la prophylaxie et le traitement de la fièvre typhoïde**. In-8. 1867 .... 2 fr.

BLANC. **De l'action du soufre et des sulfureux dans le traitement de la syphilis**. In-8 de 47 pages. Paris, 1867 .... 1 fr. 50

BOIS. **Thérapeutique de la méthode des injections sous-cutanées**. Paris, 1864. In-8 de 32 pages .... 1 fr.

BONNET. **La Truffe**. Étude sur les truffes comestibles au point de vue botanique, entomologique, forestier et commercial. Grand in-8 de 144 pages. 1869 .... 3 fr. 50

BONNIÈRE. **Essai théorique et pratique sur la blennorrhagie de nature rhumatismale**. In-8 de 48 pages. Paris, 1866 .... 1 fr. 50

BOSSU (A.), médecin en chef de l'infirmerie Marie-Thérèse, etc. **Anthropologie**, ou étude des organes, fonctions, maladies de l'homme et de la femme, etc. 6e édition. 2 vol. et atlas. Avec figures noires .... 15 fr.

Avec figures coloriées .... 21 fr.

BOSSU. **Traité des plantes médicinales indigènes**, précédé d'un cours de botanique. 2e édition. 2 vol. in-8 et atlas. Paris, 1862. Avec figures noires .... 13 fr.

Avec figures coloriées .... 22 fr.

BOTTENTUIT. **Des gastrites chroniques**. In-8 de 102 pages. 1869. 2 fr.

BOTTENTUIT. **Des diathèses chroniques et de leur traitement par les eaux de Plombières**. In-8, 1870 .... 2 fr.

BOUCHAUD, ancien interne de la Maternité de Paris. **De la mort par inanition et études expérimentales sur la nutrition chez le nouveau-né.** In-8 de 128 pages et 4 tableaux. Paris, 1864....... 2 fr. 50

BOURDY. **Des tumeurs fibro-plastiques sous-cutanées des membres.** In-8. 1868.. 1 fr. 50

BOURGOIN, agrégé à l'École de pharmacie de Paris. **Chimie organique des alcalis organiques.** In-8 de 115 p. 1869.............. 3 fr.

BOURGOIN. **Électrochimie. Nouvelles recherches électrolytiques.** In-8. 1868.. 1 fr. 50

BOURGOUGNON, préparateur de chimie aux Gobelins. **Notes pour servir à l'étude de la coralline.** Brochure in-8 de 16 pages. 1870..... 75 c.

BOURNEVILLE et GUÉRARD. **De la sclérose en plaques disséminées.** 1 vol. in-8 de 240 pages avec 10 fig. et une planche coloriée. 1869. 4 fr.

BOURJEAURD (P.). **De la compression élastique et de son emploi en médecine et en chirurgie.** Grand in-8. Paris, 1860..... 1 fr. 50

BOURREAU. **Choléra, mode de propagation et moyens préservatifs.** In-8. 1868.. 1 fr. 50

BOURROUSSE DE LAFFORE. **Des taches de la cornée,** et des moyens de les faire disparaître. Grand in-8 de 36 pages. 1860......... 1 fr. 50

BOUSSEAU. **Des rétinites secondaires ou symptomatiques.** 1 vol. in-8 avec 4 planches en chromo-lithographie. 1868.............. 5 fr.

BOYER (Jules). **Guérison de la phthisie pulmonaire,** et moyens de prévenir cette maladie à l'aide d'un traitement nouveau. 8e édition. Paris, 1869. In-8 de 112 pages.. 1 fr. 50

BRAVAIS. **Du rôle de la choroïde dans la vision.** In-8 de 67 pages. 1869.. 1 fr. 50

BRÉBANT. **Choléra épidémique,** considéré comme affection morbide personnelle, physiologie pathologique et thérapeutique rationnelle. 1 vol. in-8. 1868.. 5 fr.

BRÉBANT. **Principe de physiologie pathologique appliquée.** In-8 de 114 pages. Paris, 1867.. 2 fr.

BRICHETEAU. **De la saignée, effets physiologiques et indications thérapeutiques.** In-8, 1868.. 1 fr. 50

BROCA (Paul), professeur agrégé de la Faculté de médecine de Paris, chirurgien des hôpitaux, etc. **Études sur les animaux ressuscitants.** Paris, 1860. In-8 avec figures gravées.. 3 fr.

BRUC (De). **Formulaire médical des familles.** 1 vol. in-12 de 595 pages. 1869.. 5 fr.

CABOT. **De la tarsalgie ou arthralgie tarsienne des adolescents.** In-8 de 92 pages. Paris, 1866.. 2 fr.

CAISSO (B.). **Recherches cliniques et anatomo-pathologiques sur la fièvre typhoïde.** 1 vol. in-8 de 335 pages. Paris, 1864.......... 5 fr.

CAISSO. **Des progrès que la thérapeutique doit à la physiologie expérimentale.** In-8 de 100 pages. 1869.......... .... 2 fr.

CAIZERGUES. **Du névrome,** observations et réflexions. Paris, 1867. In-8 de 113 pages.. 2 fr. 50

CARBONELL. **De l'uréthrotomie externe.** Paris, 1866. In-8 de 52 pages.. 1 fr. 50

CARCASSONNE. **Un cas de hoquet grave.** 1868.............. 75 c.

CARESME. **Recherches cliniques relatives à l'influence de la grossesse sur la phthisie pulmonaire.** In-8 de 151 pages. Paris, 1866. 3 fr.

CARRE, lauréat de l'Académie impériale de médecine de Paris. **Recherches nouvelles sur l'ataxie locomotrice progressive** (myélophthisie ataxique), considérée surtout au point de vue de l'anatomie et de la physiologie pathologique. 1 vol. grand in-8 de 350 pages, accompagné de 3 planches lithographiées. Paris, 1865........................ 6 fr.

CARRIÈRE. **De la tumeur hydatique alvéolaire** (tumeur à échinocoques multiloculaire), in-8 de 190 pages, avec 1 planche en chromo-lithographie. Paris, 1868.. 3 fr. 50

CASTAN. **Compte rendu des principales maladies** observées dans le service de la clinique médicale de Montpellier. Montpellier, 1867. In-8 de 94 pages.. 2 fr.

CASTAN. **Utilité de la pathologie générale.** In-8............. 1 fr.

CASTELLANOS. **De l'hypertrophie du ventricule gauche.** In-8. 1868. 1 fr. 25

CASTIER. **Étude clinique sur le sarcocèle tuberculeux.** Paris, 1866. In-8 de 47 pages.. 1 fr. 50

CAULET, médecin-inspecteur des eaux, etc. **Remarques sur l'action sédative immédiate des sources ferrugineuses de Forges-les-Eaux.** In-8. 1868.. 1 fr.

CAULET. **Notice sur les sources ferrugineuses de l'établissement thermal de Forges-les-Eaux.** Paris, 1867. In-8 de 56 pages. 1 fr. 50

CAUVY. **Des fractures du crâne.** 1 vol. in-8 avec 3 planches photographiées. 1868.. 5 fr.

CAYRADE. **Recherches critiques et expérimentales sur les mouvements réflexes.** 1 vol. in-8 de 185 pages. Paris, 1864.... 3 fr. 50

CAYRADE. **Études sur les poisons convulsivants de la picrotoxine.** 1866, in-8 de 31 pages.. 1 fr.

CAYRADE. **La localisation des mouvements réflexes.** In-8 de 16 p. 1868.. 50 c.

CAZENAVE DE LA ROCHE. **Dix-sept années de pratique aux Eaux-Bonnes.** Paris, 1867. 1 vol. in-8 de 230 pages............ 3 fr. 50

CAZENAVE (A.), ancien médecin de l'hôpital Saint-Louis. **Pathologie générale des maladies de la peau,** 1 vol. in-8. 1868............ 7 fr.

CAZENAVE (A.). **Compendium des maladies de la peau et de la syphilis.** Cet ouvrage sera publié par fascicules de 160 pages environ, qui paraîtront tous les deux mois; les 1er et 2e sont en vente. Prix de chaque 3 fr.

*

CHABRAND, médecin de l'hôpital civil de Briançon, etc. **Du goître et du crétinisme endémiques et de leurs véritables causes**. Paris, 1864. In-8 de 92 pages. . . . . 2 fr.

CHALVET. **Physiologie pathologique de l'inflammation**. In-8 de 128 p. 1869 . . . . 2 fr. 50

CHALVET. **Note sur les altérations des humeurs par les matières dites extractives**. In-8 de 34 pages. 1869. . . . . 1 fr. 50

CHANCEREL. **Historique de la gymnastique médicale** depuis son origine jusqu'à nos jours. In-8 de 70 pages. Paris, 1864. . . . . 2 fr.

CHANTREUIL. **Étude sur les déformations du bassin chez les cyphotiques au point de vue de l'accouchement**. In-8 de 167 pages et figures dans le texte. 1869. . . . . 3 fr.

CHARAZAC, docteur en médecine, etc. **La clef du diagnostic**, ou *vade mecum* de l'élève et du praticien. Séméiologie, description, traitement. 1866, 1 vol. in-12 de 470 pages. . . . . 5 fr.

CHARCOT, professeur agrégé à la Faculté de médecine de Paris, médecin de l'hospice de la Salpêtrière, etc. **Leçons cliniques sur les maladies des vieillards et les maladies chroniques**, recueillies et publiées par le docteur Ball, professeur agrégé à la Faculté de médecine de Paris, etc. 1868. 1 vol. in-8 avec figures intercalées dans le texte, et 3 planches en chromolithographie, avec un joli cartonnage en toile. . . . . 6 fr. 50

2e série, publiée par le docteur Ch. Bouchard. Deux fascicules sont en vente.
Prix du 1er fascicule. . . . . 1 fr.
Prix du 2e fascicule. . . . . 2 fr.

CHARCOT. **De la pneumonie chronique**. In-8 de 67 pages et une planche gravée sur acier. Paris, 1860. 2 fr.

CHARCOT. **L'intoxication saturnine exerce-t-elle une influence sur le développement de la goutte ?** Paris, 1863. . . . . 50 c.

CHARCOT. **Sur la claudication intermittente** observée dans un cas d'oblitération complète de l'une des artères iliaques primitives. In-8, 1859. . . . . 50 c.

CHARLE. **Des ulcérations de la langue dans la coqueluche**. In-8 de 34 pages. Paris, 1864. . . . . 1 fr.

CHARPENTIER. **Des maladies du placenta et des membranes**. In-8 de 168 pages. 1869. . . . . 3 fr. 50

CHÉDEVERGNE. **De la fièvre typhoïde et de ses manifestations congestives**, inflammatoires et hémorrhagiques vers les principaux appareils de l'économie (cerveau, moelle, poumons, etc.), stéatose du foie. 1 vol. in-8 de 238 pages. Paris, 1864. . . . . 3 fr. 50

CHÉDEVERGNE. **Du traitement des plaies chirurgicales et traumatiques** par les pansements à l'alcool (eau-de-vie camphrée). In-8 de 39 pages. Paris, 1864. . . . . 1 fr. 25

CHÉRON. **Observations et recherches** sur la folie consécutive aux maladies aiguës. In-8 de 104 pages. 1866. . . . . 2 fr.

CHÉRON et MOREAU-WOLF. **Des services que peuvent rendre les courants continus constants dans l'inflammation,** l'engorgement et l'hypertrophie de la prostate, in-8 de 91 pages, 1870............ 1 fr.

CHEVALIER (Arthur). **L'étudiant micrographe.** Traité théorique et pratique du microscope et des préparations. Ouvrage orné de planches représentant 300 infusoires et de 200 figures dans le texte. 2e édition, augmentée des applications à l'étude de l'anatomie, de la botanique et de l'histologie, par MM. Alphonse de Brebisson, Henri van Heurck et G. Pouchet. 1 vol. in-8 de 563 pages. 1865 .... 7 fr. 50

CHEVALIER. **Manuel de l'étudiant oculiste,** traité de la construction et de l'application des lunettes pour les affections visuelles. 1 vol. in-18 jésus de 300 pages et 90 figures intercalées dans le texte. Paris, 1868..... 3 fr.

CHRISTOT. **Recherches anatomiques et physiologiques sur la moelle des os longs.** In-8 de 160 pages. Paris, 1865.......... 3 fr.

CHOMEL. **Recherches sur les altérations des reins dans le rhumatisme aigu.** In-8, 1868.......................... 1 fr. 50

CIAUDO. **De la pneumonie caséeuse.** In-8, 1868......... 1 fr. 50

CHOYAU. **Des bruits pleuraux et pulmonaires dus aux mouvements du cœur.** In-8 de 71 pages. 1869 .... 1 fr. 50

CLAPARÈDE. **Études sur les bains de mer,** conseils aux baigneurs. In-8. Paris, 1865.. 1 fr. 50

COLOMBEL. **Recherches sur l'arthrite sèche.** Mémoire in-4 de 120 pages. Paris, 1862.. 2 fr.

COMBES (E). **De l'état actuel de la médecine et des médecins en France** avec un plan de réforme complète d'une situation qui blesse à la fois les intérêts de l'État, des médecins et des malades. 1 vol. in-12 de 464 pages. 1869.. 4 fr.

Comptes rendus des séances et Mémoires de la Société de Biologie. 1re série, tome III avec planches, fig. noires et coloriées. 15 fr.

— — IV.. 10 fr.

— — V... 7 fr.

2e série. 5 vol. à.. 5 fr.

3e — 5 vol. à.. 5 fr.

4e — tomes I à III.................................... 5 fr.

4e — tome IV.. 7 fr.

4e — tome V... 7 fr.

NOTA. — Les 2e et 3e séries, et les t. Ier à III de la 4e série pris ensemble, 13 volumes avec planches noires et coloriées.................. 50 fr.

CONSTANS, inspecteur général du service des aliénés. **Relation sur une épidémie d'hystéro-démonopathie** en 1861. 2e édition, in-8 de 130 pages. Paris, 1863.. 2 fr.

CORNARO. **L'art de vivre longtemps et en bonne santé,** traduit de l'italien de L. Cornaro, sur l'édition de 1646, par le Dr J. Patezon, médecin inspecteur des eaux de Vittel. Paris, 1861, in-8 de 44 pages...... 1 fr.

COSTE. **Étude clinique sur le cancer de l'œil.** In-8 de 115 pages. Paris, 1866.. 2 fr. 50

COSTE. **Statistique et topographie médicales des campagnes.** In-8 de 55 pages. 1869.. 1 fr. 50

COUDEREAU. **Recherches chimiques et physiologiques sur l'alimentation des enfants.** In-8 de 112 p. et 3 tableaux. 1869... 3 fr.

CULLERIER, chirurgien de l'hôpital du Midi, etc. **Des affections blennorrhagiques : Leçons cliniques** professées à l'hôpital du Midi, recueillies et publiées par le Dr Royet, suivies d'un Mémoire thérapeutique, revues et approuvées par le professeur. Paris, 1861. 1 vol. in-8 de 248 pages. 4 fr.

DACOROGNA. **De l'influence des émanations volcaniques** sur les êtres organisés particulièrement, étudiée à Santorin pendant l'éruption de 1866. In-8 de 159 pages. 1867.................................. 3 fr.

DANCEL (physiologie appliquée). **Les formes du corps humain corrigées,** et par suite les facultés intellectuelles perfectionnées par l'hygiène. In-8 de 115 pages. Paris, 1865.................................. 2 fr.

DANCEL. **Hygiène.** Nouveaux préceptes pour diminuer l'embonpoint sans altérer la santé, avec 3 photographies. 1867.................... 5 fr.

DANCEL. **De l'influence des boissons et de l'alimentation aqueuse dans la production du lait.** In-8 de 16 pages, 1866.......... 50 c.

DANIS. **Études sur la dysentérie** au point de vue de l'étiologie, de la nature et du traitement, suivies de considérations générales sur toute une classe de maladies, les septicémies ou maladies par empoisonnement du sang. In-8 de 104 pages. Valenciennes, 1862.............................. 2 fr.

DANIS (Léon). **D'un signe certain et immédiat de la mort réelle.** 1869.. 50 c.

DANTON (A.). **Essai sur les hémorrhagies intra-oculaires.** Grand in-8 de 82 pages. Paris, 1864.................................... 2 fr.

DARBEZ. **Des lipomes et de la diathèse lipomateuse.** In-4 de 56 p. 1869.. 1 fr. 50
Avec 3 photographies...................................... 3 fr. 50

DAUDÉ. **Traité de l'érysipèle épidémique.** 1 vol. in-8 de 344 pages, 1867. *Ouvrage récompensé par l'Académie impér. de médecine.* 5 fr. 50

DAVREUX. **Considérations cliniques sur le choléra,** principalement au point de vue du pronostic et du traitement. In-8 de 81 pages, 1867. 2 fr.

DAVREUX. **Essai d'interprétation de l'action évacuante du tartre stibié.** 2e édition. In-8 de 98 pages. 1869.................... 2 fr.

DEBOUT, médecin inspecteur. **Des eaux minérales de Contrexéville** et de leur emploi dans le traitement de la goutte, la gravelle et le catarrhe vésical. in-8, 1870.. 2 fr.

DECLAT. **Nouvelles applications de l'acide phénique en médecine et en chirurgie,** aux affections occasionnées par les mycrophytes, les microzoaires, les virus, les ferments, etc. 1 vol. in-8, de 200 pages. Ouvrage orné de 6 photographies. Paris, 1865.............................. 5 fr.

DECLAT. **Observations sur la curation des maladies organiques de la langue**, précédées de considérations sur les causes et le traitement des affections cancéreuses en général. 1 fort vol. in-8.............. 8 fr.

DECORI. **Relation de l'épidémie de choléra de 1865,** à l'hôpital Saint-Antoine. In-8 de 91 pages. Paris, 1866 .... 2 fr.

DECORNIÈRE. **Essai sur l'endocardite puerpérale.** In-8 de 120 pages. 1869 .... 2 fr. 50

DEHOUX. **Du mouvement organique et de la synthèse animale.** Paris, 1861. In-8 de 132 pages .... 2 fr. 50

DELEAU, médecin en chef à la Roquette. **Traité pratique sur les applications du perchlorure de fer en médecine.** 1 vol. in-8 de 272 pages. 1860 .... 4 fr.

DELFAU. **Déontologie médicale.** Devoirs et droits des médecins vis-à-vis de l'autorité, de leurs confrères et du public. Ouvrage couronné. 1 vol. in-12 de 316 pages. Paris, 1868 .... 4 fr.

DELMAS et SENTEX. **Recherches expérimentales sur l'absorption des liquides à la surface et dans la profondeur des voies respiratoires.** In-8 de 136 pages. 1869 .... 3 fr.

DELMONT. **Des varices des membres inférieurs.** In-8 de 73 pages. 1869 .... 1 fr. 75

DELSOL. **Du mal perforant du pied.** In-8 de 67 pages. 1864. 1 fr. 50

DELZENNE. **Des doctrines et des connaissances nouvelles en syphiliographie.** In-8 de 84 pages, 1867 .... 2 fr.

DENAMIEL. **Traité de la lithotlibie, nouvelle méthode d'écrasement des calculs vésicaux.** 1 vol. in-8. 1868 .... 3 fr.

DEPAUL, professeur de clinique d'accouchements à la Faculté de médecine de Paris, membre de l'Académie impériale de médecine. **Nouvelles recherches sur la véritable origine du virus vaccin.** In-8 de 47 pages. Paris, 1864 .... 1 fr. 25

DEPAUL. **De l'origine réelle du virus vaccin.** Réponse aux objections qui ont été faites à mes nouvelles recherches sur la véritable origine du virus vaccin. Paris, 1864. In-8 de 43 pages .... 1 fr. 25

DEPAUL. **La syphilis vaccinale** devant l'Académie impériale de médecine. In-8 de 86 pages. Paris, 1865 .... 2 fr.

DEPAUL. **De l'oblitération complète du col de l'utérus chez la femme enceinte,** et de l'opération qu'elle réclame. In-8 de 47 pages. Paris, 1860 .... 1 fr. 25

DEPRAZ. **Hamman de Nice; bains turcs; turkish bath; gymnases des Grecs; thermes de Rome.** Guide du baigneur. 3e édition. In-12 de 32 pages. 1869 .... 60 c.

DESLÉONET. **Théorie générale des instruments à vent,** thèse présentée au concours pour l'agrégation (section des sciences physiques). In-8 de 80 pages. Paris, 1863 .... 1 fr. 50

DESNOS, médecin du bureau central des hôpitaux de Paris, etc. **De l'état fébrile.** In-8 de 112 pages. Paris, 1866 .... 2 fr.

DESPONTS. **Traitement de l'héméralopie par l'huile de foie de morue à l'intérieur.** In-8 de 63 pages. Paris, 1863 .... 1 fr. 50

DESPRÉS (A.), professeur agrégé de la Faculté de médecine de Paris, chirurgien des hôpitaux, etc. **Des tumeurs des muscles**. In-8 de 142 p., 1866.. 3 fr. 50

DESPRÉS (A). **Traité du diagnostic des maladies chirurgicales** (Diagnostic des tumeurs). 1 vol. in-8 de 400 pages, avec figures dans le texte. 1868.. 6 fr.

DESPRÉS (A.). **Traité de l'érysipèle**. 1 vol. in-8 de 224 pages. Paris, 1862.. 3 fr. 50

DESPRÉS (A.). **De la hernie crurale**. In-8 de 138 pages. Paris, 1863. 3 fr.

DEVALZ, médecin consultant aux Eaux-Bonnes. **De l'action des Eaux-Bonnes dans le traitement des affections de la gorge et de la poitrine**. In-8 de 167 pages. Paris, 1865.................. 2 fr. 50

DODEUIL. **Recherches sur l'altération sénile de la prostate et sur les valvules du col de la vessie**. In-8 de 108 p., Paris, 1866.... 2 fr. 50

DOLBEAU, professeur à la Faculté de médecine de Paris, chirurgien des hôpitaux, etc. **Traité pratique de la pierre dans la vessie**. 1 vol. in-8 de 424 pages, avec 14 figures dans le texte. Paris. 1864............ 7 fr.

DOLBEAU. **De l'emphysème traumatique**. 1860. In-8......... 2 fr.

DOLBEAU. **De l'épispadias**, ou fissure uréthrale supérieure et de son traitement. Paris, 1861. In-4 de 35 pages et 44 planches représentant douze sujets.. 5 fr.

DOYÈRE. **Mémoire** sur la respiration et la chaleur humaine dans le choléra. Grand in-8, 1863.. 3 fr.

DRASCH. **Maladies du foie et de la rate**, d'après les observations faites dans les pays riverains du bas Danube. 1860. In-8 de 62 pages.. 1 fr. 50

DUBLANCHET. **Étude clinique sur les plaies du globe oculaire**. Grand in-8 de 124 pages. Paris, 1866.. 3 fr.

DUBREUIL. **Des indications que présentent les luxations de l'astragale**. Mémoire in-4 de 41 pages et 1 planche, 1864.................. 2 fr.

DUBREUIL. **De l'iridectomie**. In-8 de 89 pages. 1866.............. 2 fr.

DUBREUIL. **Catalogue des mollusques terrestres et fluviatiles de l'Hérault**. In-8 de 108 pages. 1869.......................... 4 fr.

DUBREUIL (Georges). **Du ténia** au point de vue de ses causes et particulièrement de l'une d'elles, l'usage alimentaire de viande de bœuf crue. In-8 de 64 pages. 1869.. 1 fr. 50

DUBUC (Alfred). **Des syphilides malignes précoces**. 1 vol. in-8 de 154 pages. Paris, 1864.. 3 fr.

DUBUISSON. **Des effets de l'introduction dans l'économie des produits septiques et tuberculeux**. In-8 de 72 pages et une planche. 1869.. 1 fr. 50

DUCELLIER. **Étude clinique sur la tumeur à échinocoques multiloculaires du foie et des poumons**. In-8 de 19 pages, avec 2 planches chromolithographiées, 1868.. 1 fr. 50

DUGUET. **De la hernie diaphragmatique congénitale**. In-8 de 100 pages, avec 2 planches. 1866.. 3 fr.

DUMONT (de Monteux), ancien médecin de la maison centrale du mont Saint-Michel, etc. **Testament médical philosophique et littéraire**, ouvrage destiné non-seulement aux médecins et aux hommes de lettres, mais encore à toutes les personnes éclairées qui souffrent d'une manière occulte, publié par une commission composée de : MM. Davaine, président ; docteurs Blatin, Bourguignon, Cabanellas, Cerise, Foissac, Godin, avocat, baron Larrey, docteur Amédée Latour et docteur Moreau (de Tours). 1 beau vol. in-8 de 636 pages. Paris, 1865.......... 8 fr.

DUMOULIN, médecin-inspecteur des eaux de Salins, etc. **De l'action reconstituante des eaux de Salins.** In-8 de 148 pages. Paris, 1865. 2 fr. 50

DUMOULIN. **Des conditions pathogéniques de la phthisie au point de vue de son traitement** par les eaux minérales. In-8 de 40 pages. Paris, 1865.......... 1 fr.

DUPASQUIER. **Le médecin, ou traité de l'organisation et de la conservation de l'homme**, résumant d'une manière complète et succincte l'anatomie, la physiologie, l'hygiène, la pathologie et la thérapeutique. 1 vol. in-12. 1866.......... 3 fr.

DUPERRAY. **Étude sur la cirrhose du foie.** 1 vol. in-8. 1868.... 2 fr.

DUPOUY. **Étude sur l'action physiologique et thérapeutique** des bains de mer froids, in-8. Paris, 1868.......... 1 fr. 50

DUPUY (Paul). **Essai critique et théorique de philosophie médicale.** Paris, 1864. In-8 de 414 pages.......... 6 fr.

DUPUY (Paul). **Transformation des forces**, chaleur et mouvement musculaire, unité des phénomènes naturels. In-8 de 70 pages, 1867... 2 fr.

DURAND. **Des anévrysmes du cerveau** considérés principalement dans leurs rapports avec l'hémorrhagie cérébrale, in-8 de 129 pages avec 4 figures intercalées dans le texte. Paris, 1868.......... 2 fr. 50

DURIAU, ancien chef de clinique de la Faculté de médecine de Paris. **Hygiène des bains de mer**, précédée de considérations sur les bains en général. In-8 de 40 pages. Paris, 1865.......... 1 fr. 25

DURIAU. **Parallèle du typhus et de la fièvre typhoïde.** 1855. In-8 de 55 pages.......... 1 fr. 25.

DURIAU. **Étude clinique sur l'apoplexie de la moelle épinière et sur les paralysies des extrémités inférieures.** 1859. Grand in-8 de 24 pages.......... 75 c.

DURIAU. **Étude clinique et médico-légale** sur l'empoisonnement par la strychnine. In-8 de 19 pages. Paris, 1862.......... 50 c.

DURIAU et Maximin LEGRAND. **De la péliose rhumatismale**, ou Érythème noueux rhumatismal. 1858. In-8 .... 50 c.

DUKERLEY. **Notice sur les mesures de préservation prises à Batna** (Algérie) pendant le choléra de 1867 et sur leurs résultats. In-8 avec une carte gravée indicative du territoire préservé, 1868.......... 2 fr. 50

DUSART. **Recherches expérimentales sur le rôle physiologique et thérapeutique du phosphate de chaux.** 1 vol. in-12 de 158 pages. 1870.......... 2 fr.

ESSARCO. **Faits et raisonnements établissant la véritable théorie des mouvements et des bruits du cœur.** In-4 de 66 pages. Paris, 1864 .... 2 fr.

ESTRADÈRE. **Du massage** : son historique, ses manipulations, ses effets physiologiques et thérapeutiques. 1 vol. grand in-8 de 168 pages. Paris, 1863 .... 3 fr. 50

FABRE, professeur suppléant à l'École de médecine de Marseille, etc. **La chlorose.** Leçons recueillies par M. Suzini, etc. In-8 de 91 pages, 1867 .... 2 fr.

FABRE. **Des moyens de progrès en thérapeutique.** Paris, 1861. Grand in-8 de 306 pages .... 3 fr. 50

FABRICIUS. **Lettres d'un matérialiste** à Mgr Dupanloup. In-8 ... 60 c.

FABRICIUS. **Dieu, l'homme et ses fins dernières.** Études médico-psychologiques. 2e édition. In-8 de 100 pages. 1869 .... 2 fr.

FAJOLE (De), médecin de l'Hôtel-Dieu de Saint-Geniez, etc. **La santé des femmes**, manuel d'hygiène et de médecine domestique, spécialement écrit pour les mères de famille et les personnes qui s'occupent de l'éducation des jeunes filles. 1 vol. in-12 de 426 pages. Paris, 1864 .... 3 fr. 50

FAJOLE (De). **De la migraine** : sa nature et son traitement. In-8. 1868. 2 fr.

FANO, professeur agrégé à la Faculté de médecine de Paris, etc. **Traité pratique des maladies des yeux**, contenant des résumés d'anatomie des divers organes de l'appareil de la vision. Illustré d'un grand nombre de figures intercalées dans le texte et de 20 dessins en chromolithographie. 1866. 2 vol. in-8 .... 17 fr.

FANO. **Traité élémentaire de chirurgie.** 2 vol. in-8 avec figures dans le texte. Tome Ier complet. 1 fort vol. in-8 avec figures dans le texte. 1869 .... 13 fr.

Le tome II, première partie. 1 vol. avec fig. 1870 .... 6 fr.

FAURE. **Considérations pratiques sur l'anesthésie obstétricale.** In-8 de 62 pages. Paris, 1866 .... 1 fr. 50

FERDUT. **De l'avortement au point de vue médical, obstétrical, médico-légal et théologique.** In-8 de 110 pages. Paris, 1865. 2 fr.

FERRY DE LA BELLONE (de). **Étude médico-légale sur la commotion du cerveau.** In-4 de 91 pages. Paris, 1864 .... 2 fr.

FISCHER. **Des soins consécutifs à la trachéotomie.** Paris, 1863. In-8 de 40 pages .... 1 fr. 25

FISCHER et BRICHETEAU. **Traitement du croup**, ou angine laryngée diphthéritique. 2e édition, revue et augmentée. In-8 de 120 pages. Paris, 1863 .... 2 fr. 50

FOLLIN, professeur agrégé, chargé du cours de clinique des maladies des yeux à la Faculté de médecine de Paris, chirurgien de l'hôpital du Midi, etc. **Leçons sur les principales méthodes de l'exploration de l'œil malade**, et en particulier sur l'application de l'ophthalmoscope au diagnostic des maladies des yeux, rédigées et publiées par Louis Thomas, interne des hôpitaux, revues et approuvées par le professeur. Paris, 1863.

1 vol. in-8 de 300 pages avec 70 figures dans le texte, et 2 planches en chromolithographie, dessinées par Lackerbauer............... 7 fr.

FONT-RÉAULX (de). **Localisation de la faculté spéciale du langage articulé.** In-4 de 106 pages. Paris, 1866.................. 2 fr. 50

FORGET, professeur à la Faculté de médecine de Strasbourg, etc. **Mémoire sur la chorionitis,** ou la sclérostinose cutanée. In-8 de 22 pages. Paris, 1847.. 1 fr.

FORGET. **Fragment d'histoire contemporaine.** In-8 de 16 pages. Strasbourg, 1863.. 50 c.

FORGET. **De la péritonite** par perforation de l'appendice iléo-cæcal. Strasbourg, 1853. In-8 de 15 pages.............................. 50 c.

FORGET. **Recherches cliniques sur l'emploi de la teinture de fleur de colchique** dans le rhumatisme articulaire simple ou goutteux et les névralgies. Paris, 1864. In-8 de 23 pages....................... 50 c.

FORGET. **Aperçu clinique sur la phthisie calculeuse primitive (non tuberculeuse).** Paris, 1854. In-8 de 12 pages................ 50 c.

FORGET. **De l'utilité des observations météorologiques.** Paris, 1854. In-8 de 19 pages... 50 c.

FORGET. **De la statistique appliquée à la thérapeutique.** Strasbourg, 1854. In-8 de 28 pages.................................. 50 c.

FORGET. **De la philosophie médicale devant l'Académie.** Strasbourg, 1855. In-8 de 20 pages... 50 c.

FORGET. **Études cliniques sur les scrofules.** Strasbourg, 1859. In-8 de 23 pages.. 50 c.

FORGET. **Recherches historiques et cliniques sur l'état du sang dans l'entérite folliculeuse** (fièvre typhoïde). Paris. In-8 de 28 p. 50 c.

FORT, docteur en médecine, ancien interne des hôpitaux de Paris, etc. **Traité élémentaire d'histologie.** Paris, 1863. In-8 de 336 pages.. 5 fr. 50

FORT. **Anatomie descriptive et dissection,** contenant un précis d'embryologie, la structure microscopique des organes et celle des tissus. 2e édition très-augmentée. 3 vol. in-12 avec 662 figures intercalées dans le texte. 1868.. 25 fr.

FORT. **Anatomie et physiologie du poumon,** considéré comme organe de sécrétion. In-8 de 106 pages avec 40 figures intercalées dans le texte. 1867.. 2 fr. 50

FORT. **Manuel de pathologie et de clinique chirurgicales.** 1 vol. in-12 avec 135 figures intercalées dans le texte, cartonné en toile. 1869. 13 fr.

FORT. **Des difformités congénitales et acquises des doigts et des moyens d'y remédier.** 1 vol. in-8 de 246 pages avec 38 figures intercalées dans le texte. 1869.................................. 4 fr.

FORT. **Résumé d'anatomie,** 1 vol. in-32 de 520 pages avec 73 figures dans le texte, 1870... 5 fr.

**

FOUCHER, professeur agrégé à la Faculté de médecine de Paris, chirurgien des hôpitaux, etc. **Traité du diagnostic des maladies chirurgicales** avec appendice et **Traité des tumeurs**, par A. DESPRÈS, professeur agrégé à la Faculté de médecine de Paris, chirurgien des hôpitaux. 1 vol. in-8 de 1162 pages et 57 figures intercalées dans le texte, avec un joli cart. en toile. 1866 à 1869.......................... 18 fr.

FOURCY (Eugène de), ingénieur en chef du corps des mines. **Vade-mecum des herborisations parisiennes**, conduisant par la méthode dichotomique aux noms d'ordre, de genre et d'espèce de toutes les plantes spontanées ou cultivées en grand dans un rayon de 30 lieues autour de Paris. 2e édition. Paris, 1866. 1 vol. in-18 de 277 pages............ 4 fr. 50

FOURNIÉ (Édouard), médecin adjoint des sourds-muets. **Physiologie de la voix et de la parole.** 1 vol. in-8 de 816 pages avec figures dans le texte. Paris, 1866.......................... 10 fr.

FOURNIÉ. **De la pénétration des corps pulvérulents gazeux, solides et liquides, dans les voies respiratoires**, au point de vue de l'hygiène et de la thérapeutique. In-8 de 75 pages. Paris, 1862..... 2 fr.

FOURNIÉ. **Physiologie et instruction du sourd-muet** d'après la physiologie des divers langages. 1 vol. in-18 de 228 pages. Paris, 1868. 2 fr. 50

FOURNIÉ. **Étude pratique sur le laryngoscope et sur l'application des remèdes topiques dans les voies respiratoires.** In-8 de 106 pages avec figures dans le texte. Paris, 1863............... 2 fr. 50

FOURNIÉ. **Consultation médicale sur le choléra.** In-8. 1866.... 1 fr.

FOURNIER (Alfred), professeur agrégé à la Faculté de médecine de Paris, médecin des hôpitaux. **De l'urémie.** In-8 de 148 pag. Paris, 1863. 2 fr. 50

FOURNIER (Alfred). **Recherches sur l'inoculation de la syphilis.** In-8 de 47 pages. Paris, 1865.......................... 1 fr. 50

FOURNIER. **Fracastor, la syphilis** (1530), **le mal français.** Traduction et commentaires. 1 vol. in-18 de 196 pages. 1870....... 2 fr. 50

FOURNIER. **Étude sur le chancre céphalique.** In-8..... 1 fr. 25

FOURNIER. **De la paralysie labio-glosso-laryngée.** In-8..... 1 fr.

FOURNIER. **Note pour servir à l'histoire du rhumatisme uréthral.** In-8.. 1 fr.

FOURNIER. **De la syphilide gommeuse du voile du palais.** In-8°, 30 pages, 1868.. 1 fr.

FOURNIER. **De la sciatique blennorrhagique.** In-8. 1868.... 1 fr.

FRANÇAIS. **Du frisson dans l'état puerpéral**, in-8 de 196 pages avec 6 planches lithographiées. Paris, 1868...................... 3 fr.

FRARIER. **Étude sur le phlegmon des ligaments larges.** In-8 de 104 pages. 1866.. 2 fr. 50

FREDET. **De l'emploi du chloroforme dans les accouchements simples, dans les opérations obstétricales, et dans l'éclampsie des femmes en couches.** In-8 de 146 pages. 1867......... 2 fr. 50

FREDET. **Quelques considérations sur les fractures traumatiques du larynx.** In-8. 1868.. 1 fr.

FRITZ. **Étude clinique sur divers symptômes spéciaux observés dans la fièvre typhoïde**. 1 vol. in-8 de 186 pages. Paris, 1864...... 3 fr.

FUSTER (J.), professeur de clinique médicale à la Faculté de Montpellier, etc. **Monographie clinique de l'affection catarrhale**. 2e édition. Paris, 1865. 1 vol. in-8 de 616 pages.......................... 7 fr.

GALICIER. **Théorie de l'unité vitale.** Première partie : **Physiologie unitaire.** In-8 de 204 pages. 1869..................... 3 fr. 50

Deuxième partie : **Pathologie unitaire**. In-8 de 420 pages. 1869. . 6 fr.

GARROD. **La Goutte**, sa nature, son traitement et **Le Rhumatisme goutteux**, ouvrage traduit par A. Ollivier, professeur agrégé à la Faculté de médecine de Paris, et annoté par J. M. Charcot, professeur agrégé à la Faculté de médecine de Paris, médecin de l'hospice de la Salpêtrière, etc. 1867. 1 vol. in-8 de 710 pages, avec 26 figures intercalées dans le texte, et 8 planches coloriées.................................. 12 fr.

Avec un joli cartonnage en toile........................... 13 fr.

GAUNEAU, médecin du bureau de bienfaisance du Ve arrondissement. **Éducation physique et morale des nouveau-nés**, et de la nécessité de l'allaitement pour la mère. Nouvelle édition. 1 vol. in-12. 1867.. 2 fr.

GAUNEAU. **De la mortalité des nouveau-nés et des moyens de la combattre**. In-12 de 50 pages. 1869.......................... 1 fr.

GAUTIER. **Des matières albuminoïdes**. In-8 de 88 pages. Paris. 1865.. 1 fr. 50

GAY (Mme), ex-directrice de l'Institut de l'enfance. **Éducation rationnelle de la première enfance ; manuel à l'usage des jeunes mères.** 1 vol. in-32, 1868................................ 1 fr. 25

GAYRAUD. **Étude sur le prolapsus hypertrophique de la langue.** In-8 de 133 pages, avec une planche. Paris, 1866... .... 3 fr. 50

GAYRAUD. **Des perfectionnements récents de la synthèse chirurgicale**. 1 vol. in-8 de 147 pages. Montpellier et Paris, 1866..... 3 fr. 50

GENDRIN. **Mémoire sur le diagnostic des anévrysmes des grosses artères**. In-8 de 70 pages................................ 1 fr.

GENDRIN. **De l'influence des âges dans les maladies**. In-8 de 108 pages.. 1 fr.

GERME. **Qu'est-ce que l'albuminurie?** ou de son analogie avec les sécrétions séreuses, séro-plastiques et les hémorrhagies qui se font soit à la surface, soit dans l'épaisseur. In-8 de 160 pages. Paris, 1864....... 3 fr.

GÉRY. **Caractères qui établissent la viabilité chez les nouveau-nés** au point de vue de la médecine légale. In-8 de 60 pages. 1869. 2 fr.

GIALUSSI (Aristide). **De la maladie en général**. In-8 de 90 pages. 1869... 2 fr.

GIMBERT. **Mémoire sur la structure et la texture des artères**. In-8 de 68 pages, avec 3 planches. Paris, 1866..................... 3 fr.

GINGEOT. **Essai sur l'emploi thérapeutique de l'alcool chez les enfants**, et en général sur le rôle de cet agent dans le traitement des maladies aiguës fébriles. In-8 de 159 pages. 1867................ 2 fr. 50

GIRALDÈS, chirurgien de l'hôpital des Enfants, etc. **Leçons cliniques sur les maladies chirurgicales des enfants**, recueillies et publiées par MM. Bourneville et Bourgeois, revues par le professeur. 1 fort vol. in-8 accompagné de figures dans le texte, cart. en toile. 1869........ 14 fr.

GIRARD (de). **Recherches expérimentales sur le laurier-rose** au double point de vue chimique et physiologique. In-8. 1869........ 2 fr.

GIRAUD. **Un chapitre de la phthisie.** Tuberculisation des organes génitaux de la femme, in-8 de 80 pages. Paris, 1868..................... 2 fr.

GOBERT. **Du vrai et du faux somnambulisme et du magnétisme raisonné.** In-8 de 32 pages................................ 1 fr.

GODFRIN. **De l'alcool**; son action physiologique, ses applications thérapeutiques. In-8 de 90 pages. 1869.............................. 2 fr.

GOOD. **De la résection de l'articulation coxo-fémorale pour carie.** In-8 de 115 pages avec 5 figures dans le texte. 1869......... 2 fr. 50

GOSSE. **Des taches au point de vue médico-légal.** In-8 de 96 pages avec 3 planches. 1863..................................... 3 fr.

GOSSELIN, professeur de clinique chirurgicale à la Faculté de médecine de Paris, etc. **Leçons sur les hernies**, professées à la Faculté de médecine de Paris, recueillies et publiées par le docteur Léon Labbé, professeur agrégé, chirurgien du Bureau central. 1 vol. in-8 de 500 pages, avec figures dans le texte. 1864... 7 fr.

GOSSELIN. **Leçons sur les hémorrhoïdes.** 1 vol. in-8. 1866...... 3 fr.

GOUBERT. **De la perceptivité normale et surtout anormale de l'œil pour les couleurs, spécialement de l'achromatopsie ou cécité des couleurs.** In-8 de 164 pages. 1867..................... 3 fr. 50

GOUGUENHEIM. **Des tumeurs anévrysmales des artères du cerveau.** In-8 de 124 pages. Paris, 1866......................... 2 fr. 50

GRAVES. **Leçons de clinique médicale**, précédées d'une introduction de M. le professeur Trousseau, ouvrage traduit et annoté par le docteur Jaccoud, professeur agrégé à la Faculté de médecine de Paris, médecin des hôpitaux. Troisième édition, revue et corrigée. Paris, 1870. 2 forts vol. in-8. 20 fr.

Nous extrayons de la préface de M. le professeur Trousseau les lignes suivantes :

« Depuis bien des années, je parle de Graves dans mes leçons cliniques; j'en recommande la lecture, je prie les élèves qui savent l'anglais de considérer cet ouvrage comme leur bréviaire; je dis et je répète que, de toutes les œuvres pratiques publiées dans notre siècle, je n'en connais pas de plus utile, de plus intelligente, et j'ai toujours regretté que les leçons cliniques du grand praticien de Dublin n'eussent pas été traduites dans notre langue.

» Professeur de clinique de la Faculté de médecine de Paris, j'ai sans cesse lu et relu l'œuvre de Graves; je m'en suis inspiré dans mon enseignement; j'ai essayé de l'imiter dans le livre que j'ai publié moi-même sur la clinique de l'Hôtel-Dieu; et encore aujourd'hui, bien que je sache presque par cœur tout ce qu'a écrit le professeur de Dublin, je ne puis m'empêcher de relire constamment un livre qui ne quitte jamais mon bureau.

GRENIER. **Étude médico-psychologique du libre arbitre humain.** 3e édition, in-8 de 104 pages. Paris, 1868..................... 2 fr.

GRENIER. **Du ramollissement sénile du cerveau**, précédé d'une dédicace à Mgr Dupanloup, in-8 de 404 pages, 1868............... 2 fr.

GRESSER. **De la curabilité constante de la suette dite miliaire, ainsi que des affections qu'elle complique.** 1 vol. in-8. 1867... 3 fr. 50

GRIESINGER, professeur de clinique médicale et de médecine mentale à l'Université de Berlin. **Des maladies mentales et de leur traitement.** Ouvrage traduit de l'allemand sous les yeux de l'auteur par le docteur Doumic, accompagné de notes par M. le docteur Baillarger, médecin de la Salpêtrière, membre de l'Académie de médecine. 1 vol. in-8. Paris, 1868. 9 fr.

GROS (Léon) et LANCEREAUX. **Des affections nerveuses syphilitiques.** Paris, 1861. 1 vol. in-8.......................... 7 fr.
Ouvrage couronné par l'Académie impériale de médecine.

GUBLER, professeur à la Faculté de médecine de Paris, médecin de l'hôpital Beaujon, etc. **Des épistaxis utérines simulant les règles** au début des pyrexies et des phlegmasies. Paris, 1863. In-8 de 49 pages... 1 fr. 50

GUBLER. **De la paralysie amyotrophique consécutive aux maladies aiguës.** Paris, 1861. In-8 de 56 pages.................. 1 fr. 50

GUENEAU DE MUSSY (Noël), médecin de l'hôpital de la Pitié, professeur agrégé à la Faculté de médecine de Paris, etc. **Causes et traitement de la tuberculisation pulmonaire**; leçons professées à l'Hôtel-Dieu en 1859, recueillies et publiées par le docteur Wieland, ancien interne des hôpitaux de Paris, revues par le professeur. Paris, 1860. In-8........ 3 fr.

GUENEAU DE MUSSY. **Deux leçons de pathologie générale.** Paris, 1863. In-8 de 38 pages.................................. 1 fr.

GUÉNIOT, chirurgien du bureau central des Hôpitaux de Paris. **Des vomissements incoercibles pendant la grossesse.** In-8 de 127 pages. 1863.. 2 fr. 50

GUÉNIOT. **Parallèle entre la céphalotripsie et l'opération césarienne.** In-8 de 84 pages. 1866.............................. 2 fr.

GUÉNIOT. **Des grossesses compliquées et de leur traitement.** In-8. 1866.. 1 fr. 25

GUÉNIOT. **Des luxations coxo-fémorales soit congénitales, soit spontanées, au point de vue des accouchements.** In-8 de 150 p., avec 12 figures intercalées dans le texte. 1869.................. 3 fr.

GUÉRIN (Alphonse), chirurgien de l'hôpital Saint-Louis, etc. **Leçons cliniques sur les maladies des organes génitaux externes de la femme.** Leçons professées à l'hôpital de Lourcine. 1 vol. in-8 de 530 pages. Paris, 1864.. 7 fr.

GUÉRIN (J.-T.). **Traitement de la surdité et des bruits dans les oreilles.** In-8 de 140 pages. 1869........................ 2 fr.

GUIBERT. **Histoire naturelle et médicale des nouveaux médicaments introduits dans la thérapeutique depuis 1830 jusqu'à nos jours.** 2e édition, revue et augmentée. 1 vol. in-8 de 700 pages. Bruxelles. 1865.. 10 fr.

GUINIER, professeur agrégé à la Faculté de médecine de Montpellier, etc. **Étude du gargarisme laryngien.** In-8, avec planches. 1868. 2 fr. 50

GUYOMAR. **Recherches physiologiques et philosophiques** sur le magnétisme, le somnambulisme et le spiritisme. In-8 de 40 p. Paris, 1865. 1 fr. 50

GUYON (F.), professeur agrégé à la Faculté de médecine de Paris, chirurgien des hôpitaux, etc. **Des vices de conformation de l'urèthre chez l'homme, des moyens d'y remédier.** 1 vol. grand in-8 de 174 pages, orné de 4 planches. Paris, 1863 .... 3 fr. 50

GUYON (F.). **Des tumeurs fibreuses de l'utérus.** 1860. In-8 de 139 pages et 1 planche .... 2 fr. 50

HALLÉ. **Des phlegmons périnéphrétiques.** 1 vol. in-8 de 152 pages. Paris, 1863 .... 2 fr. 50

HAMON. **Manuel du rétroceps (forceps asymétrique), description, manœuvre, mode d'emploi de cet instrument; sa mise en œuvre pour effectuer l'accouchement physiologique artificiel.** 1 vol. in-8, figures. 1869 .... 2 fr. 50

HAMON. **Testament médical d'un médecin de campagne** ou Essai sur la médecine des expédients à l'usage des praticiens des petites localités. In-8. 1864 .... 3 fr.

HAMON. **De l'exercice de la médecine en province au XIXe siècle.** In-8. 1868 .... 2 fr.

HAMON. **Essai pratique sur la méthode des injections sous-cutanées.** In-8. 1869 .... 1 fr. 25

HARDY, professeur, chargé du cours de clinique des maladies de la peau à la Faculté de médecine de Paris, médecin de l'hôpital Saint-Louis, etc. **Leçons sur les maladies de la peau**, rédigées et publiées par MM. les docteurs Moysant, Garnier et Lefeuvre. 3 vol. in-8 réunis en 1 vol. cartonné à l'anglaise. Paris, 1864-1868 .... 12 fr. 50

On vend séparément :

HARDY. **Leçons sur les affections dartreuses.** 1 vol. in-8. 1868. 4 fr.

HARDY. **Leçons sur la scrofule et les scrofulides, sur la syphilis et les syphilides**, rédigées et publiées par le docteur Jules Lefeuvre, revues par le professeur. 1 vol. in-8. Paris, 1864 .... 4 fr.

HAYEM. **Études sur les diverses formes d'encéphalite.** Anatomie et physiologie pathologiques, in-8 de 201 pages avec 2 pl., 1868. 3 fr. 50

HAYEM. **Des bronchites.** Pathologie générale et classification. In-8 de 182 pages. 1869 .... 3 fr. 50

HENNEQUIN. **Du fongus bénin du testicule et de ses rapports avec la hernie du même organe.** In-8 de 66 pages. Paris, 1865 ..... 2 fr.

HENNEQUIN. **Quelques considérations sur l'extension continue et des douleurs dans la coxalgie.** In-8 de 68 pages. 1869 ..... 2 fr.

HENROT. **Des pseudo-étranglements que l'on peut rapporter à la paralysie de l'intestin.** In-8 de 115 pages. Paris, 1865 ..... 2 fr. 50

HERVIEUX, médecin de la Maternité de Paris. **Ictère puerpéral.** In-8. 1867 .... 2 fr.

HERVIEUX. **Des péritonites puerpérales.** In-8, 1867 .... 1 fr. 50

HERVIEUX. **Traité clinique et pratique des maladies puerpérales et des suites de couches.** 1 fort vol. in-8 avec figures dans le texte. 1870 .... 15 fr.

HIGGUET. **De la méthode substitutive, ou de la cautérisation appliquée au traitement de l'uréthrite aiguë et chronique.** Paris, 1862. 1 vol. in-8 .... 3 fr. 50

Histoire d'un atome de carbone depuis l'origine des temps jusqu'à ce jour. 1 vol. in-12 de 102 pages. Paris, 1864 .... 1 fr. 25

HORION. **Des rétentions d'urine,** ou **Pathologie spéciale des organes urinaires** au point de vue de la rétention. Paris, 1863. 1 vol. in-8. 6 fr.

HEULARD. **Du service médical des pauvres, tant à la ville qu'à la campagne, et de la manière dont il devrait être établi pour répondre à la fois aux nécessités des malades indigents et aux exigences légitimes du médecin.** In-8 de 96 pages. 1868 .... 2 fr.

HUGUET. **Exposé de médecine homœodynamique basée sur la loi de similitude fonctionnelle et appliquée au traitement des affections aiguës et chroniques.** 1 vol. in-18 de 159 pages. 1869. 2 fr.

IMBERT-GOURBEYRE, professeur de matière médicale à l'École de médecine de Clermont-Ferrand, etc. **Étude sur quelques symptômes de l'arsenic et les eaux minérales arsénifères** (pour servir en outre de démonstration aux doses infinitésimales). Grand in-8 de 108 p. Paris, 1863. 2 fr.

JACCOUD, professeur agrégé à la Faculté de médecine de Paris, médecin de l'hospice Saint-Antoine, etc. **Etude de pathogénie et de sémiotique, les paraplégies et l'ataxie du mouvement,** etc. 1 fort vol. in-8. Paris, 1864 .... 9 fr.

JACCOUD. **De l'organisation des Facultés de médecine en Allemagne.** Rapport présenté à Son Excellence le ministre de l'instruction publique le 6 octobre 1863. 1 vol. in-8 de 175 pages. Paris, 1864 .... 3 fr. 50

JACCOUD. **Leçons de clinique médicale,** faites à l'hôpital de la Charité. 1 fort vol. in-8 de 878 pages, avec 29 figures et 11 planches en chromolithographie. 2e édition, avec un joli cartonnage en toile. 1869 ... 16 fr.

JACCOUD. **Traité élémentaire de pathologie interne.** 2 vol. in-8 avec figures dans le texte et planches en chromolithographie. Tome Ier, 1re partie. 1869 .... 6 fr.

2e partie, 1 vol. in-8, 1870 .... 6 fr.

JACQUEMET. **De l'influence des découvertes les plus modernes dans les sciences physiques et chimiques sur les progrès de la chirurgie.** In-8 de 221 pages. 1866 .... 3 fr.

JARJAVAY. **Recherches anatomiques sur l'urèthre de l'homme.** 1 vol. in-4 avec 7 planches lithographiées. 1856 .... 8 fr.

JAUMES. **Du glaucome.** 1 vol. in-8 de 264 pages. 1865 .... 4 fr.

JAUMES. **Pathologie et thérapeutique de l'affection calculeuse, considérées dans leurs rapports avec les différents âges de la vie.** 1 vol. in-8 de 148 pages. Montpellier et Paris, 1866 .. 3 fr. 50

JOBERT. **Entretien sur le mal de mer,** et de l'appréciation des divers moyens de traitement proposés contre cette affection. Brochure in-18 de 22 pages. Paris, 1862 .... 50 c.

JODIN. **De la nature et du traitement du croup et des angines couenneuses,** étude clinique et microscopique, etc. Paris, 1859. In-8 de 39 pages.. 1 fr. 25

JOLICLÈRE. **De l'adénite syphilitique, du diagnostic et du traitement.** Brochure in-18, avec 1 planche coloriée. Paris, 1862.... 1 fr. 50

JONES (W. H.). **Quelques considérations pratiques sur les cas de rétrécissement du bassin,** observés à la Clinique d'accouchements de Paris en 1857, 1858 et 1859. Paris, 1864. Gr. in-8 de 68 pages. 1 fr. 50

JORDAO. **Considérations sur un cas de diabète.** 1857. In-4 de 86 pages et 2 planches.. 1 fr. 50

JOULIN. **Étude bibliographique sur les maladies des femmes.** In-8. 1861.. 25 c.

JOULIN. **Syphiliographes et syphilis.** MM. Langlebert, Cullerier et Rollet. In-8. 1862.. 50 c.

JULLIARD. **Des ulcérations de la bouche et du pharynx dans la phthisie pulmonaire.** In-8 de 76 pages avec 2 planches. Paris, 1865. 3 fr.

KASTUS. **Essai sur l'étiologie et la pathogénie du rhumatisme articulaire aigu.** In-8. 1868.. 1 fr. 50

KUBORN, professeur d'hygiène industrielle et professionnelle à l'école industrielle de Seraing, etc. **Étude sur les maladies particulières aux ouvriers mineurs employés aux exploitations houillères en Belgique.** Paris, 1863. 1 vol. grand in-8 de 300 pages........... 6 fr.

LABALBARY. **Des kystes de l'ovaire, ou de l'hydrovarie et de l'ovariotomie,** d'après la méthode anglaise du docteur Baker Brown, chirurgien en chef de London Surgical Home, etc. In-8 de 82 p. Paris, 1862... 2 fr.

LABARTHE (Castarède). **Du chauffage et de la ventilation des habitations privées.** In-8 de 235 pages et 8 planches. 1869........ 4 fr.

LABBÉ (Léon), professeur agrégé à la Faculté de médecine de Paris, chirurgien des hôpitaux, etc. **De la coxalgie.** In-8 de 140 p. avec 3 planches. Paris, 1863.. 2 fr. 50

LABBÉE. **Recherches cliniques sur les modifications de la température et du pouls dans la fièvre typhoïde et la variole régulière.** In-8 de 88 pages, accompagné d'un grand nombre de tableaux dans le texte, de tracés sphygmographiques et de courbes thermiques. 1869.. 3 fr.

LABORDE, ancien interne des hôpitaux de Paris, lauréat de la Faculté. **De la paralysie** (dite essentielle) **de l'enfance,** des déformations qui en sont la suite et des moyens d'y remédier. 1 vol. in-8 de 276 pages, accompagné de 2 planches dont une coloriée. Paris, 1864........................ 5 fr.

LABORDE. **Le ramollissement et la congestion du cerveau principalement considérés chez le vieillard.** Étude clinique et pathogénique. 1 vol. in-8 de 420 pages, avec planche coloriée contenant 6 figures. Paris, 1866.. 6 fr.

LABORDE. **Physiologie pathologique de l'ictère.** In-8 de 96 pages. 1869.. 2 fr.

LABORDETTE (de), chirurgien de l'hôpital civil de Lisieux. **Note sur le spéculum laryngien.** In-8 de 24 pages. Paris, 1866......... 75 c.

LACROUSILLE (de). **De la péricardite hémorrhagique.** 1 vol. in-8 de 196 pages. Paris, 1865.................................. 3 fr. 50

LADEVÈZE. **Quelques considérations sur la gangrène glycocémique.** In-8 de 94 pages. Paris, 1867.............................. 2 fr.

LAFONT. **Étude sur le tremblement saturnin**, in-8 de 86 pages, 1869.. 2 fr.

LALLEMENT (P.). **De l'élément nerveux du croup.** In-4 de 104 pages. Paris, 1864.. 2 fr. 50

LANCEREAUX. **Des hémorrhagies méningées** considérées principalement dans leurs rapports avec les membranes de la dure-mère crânienne. In-8 de 74 pages. Paris, 1862.................................. 2 fr.

LANCEREAUX. **Mémoire d'anatomie pathologique** sur les questions suivantes : 1° l'endocardite ulcéreuse ; 2° l'infection par produits septiques internes ; 3° l'altération des nerfs et des muscles dans la paralysie saturnine. Grand in-8 de 84 pages. Paris, 1863. .... 2 fr. 50

LANCEREAUX. **De la polyurie (diabète insipide).** In-8 de 92 pages. 1869.. 2 fr.

LANDRIN. **Étude sur la vaccine et la vaccination.** In-8 de 91 pages. 1867.. 2 fr.

LANGLEBERT (Edm.). **Nouvelle doctrine syphilographique. — Du chancre** produit par la contagion des accidents secondaires de la syphilis, suivi d'une nouvelle étude sur les moyens préservatifs des maladies vénériennes. 2e édition, revue et augmentée du rapport de M. CULLERIER à la Société de chirurgie. In-8. Paris, 1862.................... 2 fr. 50

LANGLEBERT. **Unicisme et dualisme chancreux.** In-8 de 32 pages. Paris, 1864.. 75 c.

LANGLEBERT. **Aphorismes sur les maladies vénériennes**, suivis d'un Formulaire spécial. 1 joli vol. in-32. Paris, 1868 .... 2 fr.

LARROQUE (baron de), médecin par quartier de l'Empereur, etc. **Hydrologie médicale.** Salis de Béarn et ses eaux chlorurées sodiques (bromo-iodurées). Paris, 1864. Grand in-8 de 76 pages.............. 2 fr. 50

LARROQUE. **Étude théorique et clinique des eaux minérales** (chloro-bromo-iodurées) **de Salis de Béarn**, précédée de documents historiques, topographiques, géologiques et chimiques. In-8 de 144 pages. Paris, 1865.. 3 fr.

LARROQUE. **Lettre médicale sur l'absorption plantaire et les bains entiers aux eaux de Salis de Béarn**, considérées comme complément de la cure des Eaux-Bonnes, et de quelques affections de poitrine en particulier. In-8 de 28 pages. 1867.......................... 1 fr.

LASKOWSKI. **Étude sur l'hydropisie enkystée de l'ovaire et son traitement chirurgical.** In-8 de 111 pages. 1867.......... 2 fr. 50

LAUGIER, professeur de la Faculté de médecine de Paris, etc. **Des varices et de leur traitement.** In-8 de 119 pages. Paris, 1842..... 1 fr. 50

LAURE. **Étude sur la contracture intermittente des extrémités.** In-8 de 68 pages. 1869........................ 1 fr. 50

LEBER et ROTTENSTEIN. **Recherches sur la carie dentaire.** 1 vol. in-8 de 130 pages et 2 planches lithographiées. Paris, 1868.......... 3 fr.

LEBON. **De la mort apparente et des inhumations prématurées.** 2e édition, précédée d'une introduction par le professeur Piorry. 1 vol. in-12. 1866.. 3 fr.

LEBRETON. **Des différentes variétés de la paralysie hystérique,** in-8 de 156 pages, 1868........................ 2 fr. 50

LECOIN. **Des fractures de la rotule et de leurs différents modes de traitement.** In-8 de 104 pages et un tableau. 1869........ 2 fr.

LEDENTU, prosecteur à la Faculté de médecine de Paris. **Anatomie et physiologie des veines des membres inférieurs.** In-8 avec 1 planche. Paris, 1868.................................. 2 fr. 50

LEFEBVRE. **Hygiène et thérapeutique de la sudation, au point de vue hygiénique et thérapeutique.** 1 vol. in-8. 1868........ 3 fr.

LEFEUVRE. **Études physiologiques et pathologiques sur les infarctus viscéraux.** In-8 de 130 pages et 1 planche. 1867... 2 fr. 50

LEFORT (C.), disciple d'Auguste Comte. **La méthode de la science moderne est-elle réellement positive et définitive?** Introduction à la construction du dogme positiviste par la découverte de l'origine organique de l'intelligence. In-8 de 92 pages. Paris, 1864.................. 2 fr.

LEFORT (C.). **Découverte de l'origine organique de l'intelligence** et constitution par cette découverte d'un nouveau dogme scientifique. 2e fascicule. In-8 de 100 pages. Paris, 1864........................ 2 fr.

LEGROUX (A.). **Essai sur la digitale et son mode d'action.** In-8 de 84 pages. 1867.. 2 fr.

LEJEAL, chirurgien en chef de l'Hôtel-Dieu de Valenciennes, etc. **Mélanges de chirurgie,** 1 vol. in-8, 1868.............................. 5 fr.

LELION. **Etude physiologique et thérapeutique de la digitale.** In-8 de 115 pages. 1867.................................. 2 fr. 50

LELONG. **Étude sur l'artérite et la phlébite rhumatismales aiguës.** In-8 de 143 pages. 1869.............................. 2 fr. 50

LEMATTRE **Du mode d'action physiologique des alcoloïdes.** In-8 de 27 pages. Paris, 1865.................................. 1 fr.

LEMPEREUR. **Des altérations que subit le fœtus après sa mort dans le sein maternel.** In-8 de 148 pages. 1867.................. 3 fr.

LEROY. **Des concrétions bronchiques.** In-8. 1868.............. 2 fr.

Lettre d'un médecin de campagne à MM. les étudiants. In-8. 1868. 75 c.

LEVEN. **Parallèle entre l'idiotie et le crétinisme.** Paris, 1861. In-8 de 42 pages.. 1 fr. 25

LEVEN. **Nouvelles recherches sur la physiologie et la pathologie du cervelet.** In-8 de 26 pages. Paris, 1865.................... 1 fr. 25

LEVEN. **Pathologie générale et classification des chorées.** In-8 de 62 pages. 1869 .... 2 fr.

LIÉGEOIS, professeur agrégé à la Faculté de médecine de Paris. **Anatomie et physiologie des glandes vasculaires sanguines.** Paris, 1860. Gr. in-8 avec 2 planches .... 3 fr. 50

LINÉ. **Études sur la narcéine et son emploi thérapeutique.** In-8 de 69 pages. Paris, 1865 .... 1 fr. 50

LISSONDE. **De la cantharidine.** Étude chimique et physiologique. In-8 de 55 pages. 1869 .... 1 fr. 50

LOEWENHARD. **Quelques recherches sur l'atrophie musculaire progressive avec la dégénérescence graisseuse.** In-4 de 52 pages. 1867 .... 1 fr. 50

LOUBRIEU. **Études sur les causes de la surdi-mutité.** In-8, avec une carte et une planche lithographiée. 1868 .... 1 fr. 50

LOUVET. **De la périostite phlegmoneuse diffuse.** In-8 de 68 pages, 1867 .... 2 fr.

LUTZ, professeur à l'École de pharmacie, pharmacien en chef de l'hôpital Saint-Louis. **Du rôle de l'eau dans les phénomènes chimiques,** 1860. In-8 de 70 pages .... 2 fr.

MAISONNEUVE, chirurgien de l'Hôtel-Dieu de Paris. **Mémoire sur l'intoxication chirurgicale.** In-8. 1867 .... 1 fr. 50

MAISONNEUVE. **Méthode d'aspiration continue, et ses avantages pour la cure des grandes amputations.** In-8 avec fig. 1869. 1 fr. 50

MAGNIN. **De quelques accidents de la lithiase biliaire, anomalies de la colique hépatique, fièvre intermittente symptomatique, angiocholite calculeuse, ictère chronique et ictère grave.** In-8 de 146 pages. 1869 .... 2 fr. 50

MAHAUX. **Recherches sur le trichophyton tonsurans et sur les affections cutanées qu'il détermine : herpès circiné, herpès tonsurant, sycosis.** In-8 de 84 pages et une planche. 1869 .... 2 fr.

MAHOT. **Des battements du foie dans l'insuffisance tricuspide.** In-8 de 115 pages avec figures intercalées dans le texte. 1869. 2 fr. 50

MAIGROT. **L'hydrothérapie expliquée et mise à la portée de tous.** Guide des malades aux établissements hydrothérapiques. 1 vol. in-18 de 146 pages. 1869 .... 1 fr. 25

MALGAIGNE. **Leçons d'orthopédie,** professées à la Faculté de médecine de Paris, recueillies par MM. Guyon et Panas, prosecteurs de la Faculté de médecine de Paris, revues et approuvées par le professeur. 1 vol. in-8 accompagné de 5 planches dessinées par M. Léveillé. Paris, 1862. 6 fr. 50

MALGAIGNE. **Étude sur l'anatomie et la physiologie d'Homère.** Paris, 1842. In-8 de 30 pages .... 1 fr.

MARCHAND. **Du croton tiglium,** recherches botaniques et thérapeutiques. Paris, 1861. In-4 de 94 pages et 2 planches .... 3 fr. 50

MARCOWITZ (A.). **Étude sur les différentes espèces d'épanchements pleurétiques et sur leur traitement médical et chirurgical.** In-4 de 103 pages. Paris, 1864 .... 2 fr.

MAREY, professeur suppléant au Collége de France. **Physiologie médicale de la circulation du sang** : étude graphique des mouvements du cœur et du pouls artériel ; application aux maladies de l'appareil circulatoire. 1 vol. in-8, avec 235 figures intercalées dans le texte. Paris, 1863. 15 fr.

Ouvrage couronné par l'Académie des sciences.

MAREY. **Recherches sur la circulation du sang à l'état physiologique et dans les maladies.** In-4 de 119 pages. 1859...... 2 fr.

MARTIN. **Des fermentations et des ferments, dans leurs rapports avec la physiologie et la pathologie.** In-8 de 30 pages..... 1 fr.

MARTIN. **Des corps gras naturels et artificiels : Considérations chimiques, physiologiques et médicales.** In-8 de 216 pages. 1869. 4 fr.

MARTIN (Ferdinand), chirurgien-orthopédiste des maisons d'éducation de la Légion d'honneur, etc., et COLLINEAU, docteur en médecine de la Faculté de médecine de Paris, etc. **Traité de la coxalgie, de sa nature et de son traitement.** 1 vol. in-8 de 500 pages, accompagné de planches. Paris, 1865.. 7 fr.

Ouvrage couronné par l'Académie des sciences.

MARTINEAU, docteur en médecine, ancien interne lauréat des hôpitaux de Paris (Médaille d'or). **Des endocardites.** 1 vol. in-8 de 160 pages et 1 planche. Paris, 1866................................ 3 fr. 50

MARTIN-LAUZER, chef de clinique honoraire de la Faculté de médecine de Paris. **Les eaux de Luxeuil. Bibliographie.** In-8 de 160 pages. 1866.. 3 fr.

MASSE, professeur agrégé à la Faculté de médecine de Montpellier. **De la cicatrisation dans les différents tissus.** In-4 de 76 pages et 1 planche coloriée. Montpellier et Paris, 1866...................... 3 fr. 50

MASSE. **Des types de la circulation dans la série animale et aux divers âges de la vie embryonnaire.** In-4 de 98 p. 1866.... 2 fr.

MASSE. **Étude chirurgicale de l'étranglement.** In-8 de 93 pages. 1869.. 2 fr. 50

MASSE. **Organes de l'audition et sens de l'ouïe.** In-8 de 124 pages. 1869.. 3 fr.

MASSOL (A.) **Nouvelle méthode de traitement à suivre après l'opération de la cataracte.** In-8 de 16 pages. Paris, 1864....... 75 c.

MATTEI. **Des ruptures dans le travail de l'accouchement et de leur traitement.** Paris, 1860. In-8 de 92 pages................. 2 fr. 50

MATTEI. **Clinique obstétricale,** ou Recueil d'observations et statistiques. Paris, 1862 et 1866. 5 vol. in-8 .... 20 fr.

MAUGENEST. **Étude critique sur la nature et le traitement de l'éclampsie puerpérale.** In-8 de 102 pages. Paris, 1867...... 2 fr. 50

MÉNÉCIER. **Notice sur la rage,** avec un projet nouveau de police sanitaire sur la rage canine. In-8 de 59 pages. Paris, 1864...... 1 fr. 50

MÉNÉCIER. **Enquête générale sur la rage.** Rapport à M. le maire de Marseille, sur les cas de rage canine observés en 1866. In-8. 1865. 1 fr. 50

MÉNÉCIER. **Historique de l'épidémie de choléra à Marseille** (1865). In-8. 1866 ... 2 fr.

MERCIER (Aug.). **Quelques idées sur l'origine et le traitement de la goutte, de la gravelle, de la pierre et d'autres maladies dépendant de la diathèse urique.** In-8 de 56 pages. 1866 ... 1 fr. 50

MILLET. **Étude statistique sur la maladie syphilitique, le chancre simple et la blennorrhagie.** 1 vol. in-8 de 76 pages. Paris, 1866. 2 fr.

MIRAMONT, médecin-inspecteur des bains d'Étretat, etc. **Étretat ; Vingt années d'expérience aux bains de mer. Guide médical et hygiénique aux bains de mer.** In-12. 1867 ... 1 fr.

MIREUR. **Essai sur l'hérédité de la syphilis.** Grand in-8 de 109 pages. 1867 ... 2 fr.

MOILIN. **Leçons de médecine physiologique.** 1 vol. in-8 de 296 pages. Paris. 1866 ... 3 fr. 50

MOILIN. **Médecine physiologique** ; Maladies des voies respiratoires, maladies des fosses nasales, de la gorge, du larynx et de la poitrine. 1 vol. in-8 de 307 pages. 1867 ... 4 fr.

MOITESSIER, professeur agrégé à la Faculté de médecine de Montpellier. **De l'urine.** Thèse de concours pour l'agrégation. 1856. In-4 ... 2 fr.

MOITESSIER. **Études chimiques des eaux minérales de Lamalou** (Hérault). Montpellier, 1861. In-8 de 130 pages et 2 planches. 3 fr. 50

MONTFORT. **Étude sur les déchirures de la vulve et du périnée pendant l'accouchement.** In-8 de 103 pages. 1869 ... 2 fr.

MONNERET. **Notes sur le choléra-morbus** observé à Constantinople en 1847 et 1848. In-8 de 16 pages. 1848 ... 25 c.

MONNERET. **De l'ictère hémorrhagique essentiel.** In-8 de 39 pages. 1859 ... 1 fr. 25

MONNERET. **Du cancer du foie.** In-8 de 33 pages. 1855 ... 1 fr.

MONNERET. **Des congestions dans les fièvres.** In-8 de 20 pages. 1860 ... 50 c.

MONNERET. **Lettre sur le choléra-morbus en Orient et dans le Nord de l'Europe.** In-8 de 31 pages ... 50 c.

MONOD. **De l'encéphalopathie albuminurique aiguë** et des caractères qu'elle présente en particulier chez les enfants. In-8 de 170 pages. 1868. 2 fr. 50

MORAX. **Des affections couenneuses du larynx.** In-8 de 156 pages. Paris, 1864 ... 2 fr. 50

MORDRET. **Traité pratique des affections nerveuses et chloro-anémiques** considérées dans les rapports qu'elles ont entre elles. Paris, 1861. 1 vol. in-8 de 496 pages ... 6 fr.

Ouvrage qui a obtenu un prix de l'Académie impériale de médecine.

MOREL-LAVALLÉE. **Rupture du péricarde ; bruits de roue hydraulique ou bruit de moulin.** Grand in-8 de 38 pages. 1864 ... 1 fr. 25

MORIN. **Des perforations intestinales dans le cours de la fièvre typhoïde.** In-8 de 78 pages. 1869........................ 1 fr. 50

MOUCHET. **Des affections secondaires du choléra observées dans l'épidémie de 1866.** In-8 de 75 pages. 1867................ 2 fr.

MOUGEOT. **Recherches sur quelques troubles de nutrition consécutifs aux affections des nerfs.** Grand in-8 de 152 pages. 1867. 3 fr.

MOURA. **Traité pratique de laryngoscopie et de rhinoscopie**, suivi d'observations. Paris, 1864. 1 vol. in-8 de 200 pages, avec 21 figures dans le texte.. 4 fr.

MOURA. **L'acte de la déglutition, son mécanisme.** Grand in-8 de 60 pages, avec figures intercalées dans le texte et 2 pl. 1867...... 3 fr.

MOURIER. **Des causes de la stérilité chez l'homme et chez la femme.** In-8 de 128 pages. Paris, 1866............................ 2 fr.

MOURIER. **Traitement méthodique, préservatif et curatif de la goutte (acquise ou héréditaire) du rhumatisme goutteux, etc.** 3e édit., In-8 de 36 pages. 1870.............................. 1 fr.

MUGNIER. **De la folie consécutive aux maladies aiguës.** In-8 de 98 p. Paris, 1865.. 2 fr.

NEGRONI. **Aperçu sur l'ovariotomie**, fondée sur 645 observations. In-8 de 34 pages et 6 tableaux................................ 1 fr. 50

NÉLATON (Eugène), prosecteur de la Faculté de médecine de Paris. **Mémoire sur une nouvelle espèce de tumeurs bénignes des os, ou tumeurs à myéloplaxes.** 1 vol. grand in-8 de 376 pages et 3 planches coloriées. 1860.. 6 fr. 50

NIEMEYER, professeur de pathologie et de clinique médicale à l'Université de Tubingen. **De la leucémie et de la mélanémie**, traduit de l'allemand par le docteur Kuborn, professeur d'hygiène spéciale à l'école industrielle de Seraing. Paris, 1862. In-8 de 53 pages.................. 1 fr. 50

NODET (L.). **Études cliniques et expérimentales** sur les diverses espèces de chancres, et particulièrement sur le chancre mixte, précédées d'une lettre d'introduction par M. le docteur Rollet, chirurgien en chef de l'Antiquaille de Lyon. 2e édition. Paris, 1864. 1 vol. in-8 de 149 pages.. 2 fr.

NODET. **De l'application de la méthode sous-capsulo-périostée à la résection tibio-tarsienne.** In-8 de 79 pages. 1869........ 2 fr.

NONAT, médecin de la Charité, agrégé libre de la Faculté de Paris. **Traité pratique des maladies de l'utérus, de ses annexes et des organes génito-externes.** 2e édition, revue et augmentée, avec la collaboration du docteur LINAS. 1 fort vol. in-8 avec fig. dans le texte, 1870. 15 fr.

NONAT. **Traité des dyspepsies**, ou Étude pratique de ces affections, basée sur les données de la physiologie expérimentale et de l'observation clinique. 1 vol. in-8 de 230 pages. Paris, 1862................ 3 fr. 50

NONAT. **Traité théorique et pratique de la chlorose avec une étude spéciale sur la chlorose des enfants.** In-8 de 211 pages. 1864. 3 fr. 50

NYSTROM. **Du pied et de la forme hygiénique des chaussures.** In-8 de 47 pages 1870 .... 1 fr. 50

OBÉDÉNARE. **De la trachéotomie dans l'œdème de la glotte et de la laryngite nécrosique.** In-8 de 80 pages. 1866........... 2 fr.

OLLIVIER, sous-bibliothécaire de la Faculté de médecine de Paris, etc. **Essai sur les albuminuries produites par l'élimination des substances toxiques.** Grand in-8 de 24 pages. Paris, 1863............ 1 fr. 25

OLLIVIER. **Des atrophies musculaires.** In-8 de 192 p. 1869. 3 fr. 50

OLLIVIER et RANVIER. **Observations pour servir à l'histoire de la leucocythémie et à la pathogénie des hémorrhagies et des thromboses qui surviennent dans cette affection.** In-8 avec 1 planche. 1867.................... 75 c.

OLLIVIER et RANVIER. **Contributions à l'étude histologique des lésions qu'on rencontre dans l'arthropathie et l'encéphalopathie rhumatismales aiguës.** In-8 avec 1 planche. 1866.............. 50 c.

ORDENSTEIN. **Sur la paralysie agitante et la sclérose en plaques généralisée.** In-8 de 87 pages et 2 planches coloriées. Paris, 1868. Prix.................... 2 fr. 50

ORDONEZ. **Etude sur le développement des tissus fibrillaire (dit conjonctif) et fibreux.** In-8 avec 2 planches. 1866........... 1 fr. 25

PANAS, professeur agrégé à la Faculté de médecine de Paris, chirurgien des hôpitaux, etc. **Des cicatrices vicieuses et des moyens d'y remédier.** In-8 de 134 pages et 1 planche. Paris, 1863............. 2 fr. 50

PARROT, professeur agrégé à la Faculté de médecine de Paris, médecin des hôpitaux. **Étude sur la sueur de sang et les hémorrhagies névropathiques.** In-8 de 69 pages. Paris, 1859................ 1 fr. 50

PASCAL. **Enseignement et liberté.** In-8. 1868............... 1 fr.

PÉAN, chirurgien des hôpitaux de Paris, etc. **L'ovariotomie peut-elle être faite à Paris avec des chances favorables de succès ? — Observations pour servir à la solution de cette question.** Grand in-8. 1867.................... 1 fr.

PÉAN. **De la scapulalgie et de la résection scapulo-humérale,** envisagée au point de vue du traitement de la scapulalgie. Paris, 1860. In-8 de 92 pages et 20 dessins intercalés dans le texte............. 3 fr. 50

PÉAN. **Splénotomie, observation d'ablation complète de la rate, pratiquée avec succès.** Grand in-8. 1868.............. 1 fr.

PÉCHOT, professeur de pathologie interne à l'Ecole de médecine de Rennes, etc. **Principes de pathologie générale.** 1 volume in-12 de 424 pages. 1867.................... 4 fr.

PELVET. **Des anévrysmes du cœur.** In-8 de 172 pages, avec 2 planches. 1867.................... 3 fr. 50

PENILLEAU. **Étude sur le café au point de vue historique, physiologique et alimentaire.** Grand in-8 de 90 pages. Paris, 1864.. 2 fr. 50

PÉNIÈRES. **Des résections du genou.** In-8 de 120 pages. 1869. 3 fr.

PERNOT. **Étude sur les accidents** produits par les piqûres anatomiques, in-8 de 105 pages, 1868.......... 2 fr.

PERIER, médecin inspecteur des eaux de Bourbon-l'Archambault. **Étude sur l'emploi des eaux minérales de Bourbon-l'Archambault dans les hémiplégies cérébrales**, suivie d'une appréciation des eaux de Niederbronn dans le traitement des calculs biliaires. In-8 de 50 pages. 1867.......... 1 fr. 25

PERRET. **Des tumeurs sanguines intra-pelviennes pendant la grossesse normale et l'accouchement.** Grand in-8 de 88 pages. Paris, 1864.......... 2 fr.

PETIT, médecin en chef de l'Asile des aliénés de Nantes. **Examen de la loi du 30 juin 1838 sur les aliénés.** In-8 de 68 pages. Paris, 1865. 2 fr.

PETIT. **Transmission de la syphilis par la vaccination,** des moyens pour l'éviter. In-8 de 105 pages. 1867.......... 2 fr.

PÉTREQUIN. **De l'emploi thérapeutique des lactates alcalins, dans les maladies fonctionnelles de l'appareil digestif.** 2e édition. In-8 de 24 pages. Paris, 1864.......... 75 c.

PHILIPPEAUX. **Étude pratique sur les frictions et le massage ou guide du médecin masseur.** 1 vol in-8 de 189 pages, 1870... 3 fr.

PHILIPPE (de Londres). **Des maladies des yeux et de leur traitement,** traduit de l'anglais. In-8. 1868.......... 1 fr.

PICARD. **Des inflexions de l'utérus à l'état de vacuité.** 1 vol. in-8° de 200 pages, avec figures dans le texte. Paris, 1862 .... 3 fr. 50

PIERRESON. **De la diplégie faciale.** In-8° de 62 pages. 1867. 1 fr. 50

PIORRY, professeur de clinique médicale à la Faculté de Paris, membre de l'Académie, etc. **La médecine du bon sens.** De l'emploi des petits moyens en médecine et en thérapeutique. 2e édition. 1 vol. in-12. Paris, 1867.......... 5 fr.

PIORRY. **Traité de plessimétrisme et d'organographisme,** anatomie des organes sains et malades, établie pendant la vie au moyen de la percussion médiate et du dessin à l'effet d'éclairer le diagnostic. 1866. 1 fort vol. in-8 avec 91 figures intercalées dans le texte.......... 15 fr.

PIORRY. **Clinique médico-chirurgicale de la ville.** Résumé et exposition de la doctrine et de la nomenclature organo-pathologique ; observations et réflexions cliniques. 1 vol. in-8. 1869.......... 6 fr.

PIRÈS, ancien chef de clinique du docteur Wecker. **De l'opération de la cataracte par l'extraction linéaire scléroticale.** In-8 de 57 pages, avec 16 figures. 1867.......... 2 fr.

PITET. **Dissertation sur quelques points de philosophie médicale et thérapeutique à propos du choléra.** In-12. 1867...... 1 fr.

PITON. **Étude sur le rhumatisme.** In-8 de 220 pages. 1868. 3 fr. 50

PLAITE. **Nouveaux moyens de prophylaxie infaillible, très-simples et inoffensifs,** applicables chez la femme au moyen d'un nouvel instrnment, contre les maladies vénériennes et contre la syphilis, et explication théorique des formes et des phénomènes de la syphilis par un seul virus, agissant comme les ferments. In-8 de 171 pages, avec une planche. Paris, 1865 .... 2 fr. 50

PLANCHON. **Faits cliniques de laryngotomie.** In-8 de 116 pages avec 2 planches. 1869 .... 3 fr.

POMMEROL. **Recherches sur la synostose des os du crâne** considérée au point de vue normal et pathologique chez les différentes races humaines. In-8 de 116 pages avec 2 planches. 1869 .... 2 fr. 50

POTAIN, médecin des hôpitaux de Paris, professeur agrégé de la Faculté de médecine. **Des lésions des ganglions lymphatiques viscéraux.** In-8. Paris, 1860 .... 2 fr.

POUCHET. **Des colorations de l'épiderme.** In-4 de 52 pages. Paris, 1864 .... 2 fr. 50

POULLET. **Recherches sur les caillots du cœur.** In-8 de 67 pages avec 1 planche. 1866 .... 2 fr.

POULIOT. **Ponction vésicale hypogastrique; rapports de la paroi antérieure de la vessie.** In-8 de 128 pages. Paris, 1868... 2 fr. 50

POUQUET. **De la trachéotomie dans le cas de croup,** considérations pratiques. Mémoire in-8 de 88 pages. Paris, 1863 .... 2 fr.

PRÉVOST et COTARD. **Études physiologiques et pathologiques sur le ramollissement cérébral.** 1 vol. grand in-8 avec 4 planches en chromolithographie. 1866 .... 5 fr.

PUISTIENNE. **Remarques et observations sur quelques tumeurs enkystées pelviennes ou abdominales chez la femme.** In-8 de 82 pages avec 3 planches. 1867 .... 2 fr. 50

PUTEGNAT (E.). **Quelques mots sur les pneumonies suestiques.** In-8 de 10 pages. Paris, 1866 .... 50 c.

PUTEGNAT. **Sur l'occlusion intestinale.** Grand in-8 de 43 pages. 1867 .... 1 fr. 50

QUINTAA. **Mal vertébral de Pott, scoliose, nouveau traitement.** In-8 de 47 pages. 1860 .... 1 fr. 50

RAMON. **Instruction pratique sur les soins à donner aux personnes atteintes de choléra-morbus asiatique, épidémique ou sporadique,** avant l'arrivée du médecin. In-18 de 82 pages. 1867 . . . 75 c.

RANVIER. **Considérations sur le développement du tissu osseux et sur les lésions élémentaires du cartilage et des os.** In-8 de 72 pages et 1 planche. Paris, 1865 .... 2 fr.

RAYNAUD. **De l'ophthalmie diphthéritique.** Grand in-8 de 116 pages. 1866 .... 2 fr. 50

Recueil de questions posées aux cinq examens de médecine. 10 vol. in-18. Paris, 1865-1869. Prix de chaque volume .... 1 fr. 50

Recueil de questions sur les accouchements. 2 vol. .... 3 fr.

REGNARD. **Nouvelles recherches sur la congestion cérébrale.** In-8 de 95 pages, 1868.. 2 fr. 50

REGNAULD. **Mémoire sur une maladie particulière des genoux.** In-8 de 44 pages. 1861.. 1 fr.

REGNIER. **Maladies de croissance.** Grand in-8. Paris, 1860...... 2 fr.

RELIQUET. **De l'uréthrotomie interne.** In-8 de 134 pages. Paris, 1865.. 2 fr.

RELIQUET. **Irrigation continue de l'urèthre et de la vessie.** In-12 de 23 pages. Paris, 1866.. 50 c.

RELIQUET. **Traité des opérations des voies urinaires.** Opérations de l'urèthre. 1 vol. in-8 avec figures dans le texte. 1869.............. 5 fr.
2e partie : **Opérations de la vessie.** 1 vol. in-8 avec figures. 1870. 3 f.

RENOULT. **Du rôle du système vasculaire dans la nutrition en général, et dans celle du muscle et du cœur en particulier.** Grand in-8 de 148 pages. 1869.. 3 fr.

REUILLET. **Étude sur les paralysies du membre supérieur liées aux fractures de l'humérus** suivie d'une observation de névroplasie traumatique généralisée avec lésions secondaires des articulations et des muscles. In-8 de 64 pages. 1869.. 1 fr. 75

REVEIL, professeur agrégé à la Faculté de médecine et à l'École supérieure de pharmacie de Paris, etc. **Recherches de physiologie végétale. De l'action des poisons sur les plantes.** 1 vol. in-8 de 180 pages. Paris, 1865.. 3 fr. 50

REVEIL. **Recherches sur l'osmose et sur l'absorption par le tégument externe chez l'homme, dans le bain.** 1 vol. in-8 de 82 pages. Paris, 1865.. 2 fr. 50

REVILLIOD. **De l'action de quelques maladies aiguës sur la tuberculisation.** In-8 de 88 pages. Paris, 1865.. 2 fr.

RIANT. **Difficultés du diagnostic médical.** In-8 de 85 pages. Paris, 1866.. 2 fr.

RICORD, chirurgien de l'hôpital du Midi, membre de l'Académie de médecine, etc. **Leçons sur le chancre,** professées à l'hôpital du Midi, recueillies et publiées par le docteur A. FOURNIER, suivies de notes et pièces justificatives et d'un formulaire spécial. 2e édition, revue et augmentée. Paris, 1860. 1 vol. in-8 de 549 pages.. 7 fr.

RICHE (F.). **De l'organicisme.** In-8 de 48 pages. 1869.......... 1 fr.

ROBERT, médecin de l'Hospice-Asile des vieillards, etc. **Conseil d'hygiène et de médecine usuelle.** 1 vol. in-18 de 216 pages. Paris, 1864. 1 fr. 25

ROBERTET. **Essai sur l'encéphalite.** In-8 de 50 pages. Paris, 1865. 1 fr. 50

ROBIN (Ch.). **Les théories des mouvements du cœur,** suivi d'un Mémoire sur les capacités des oreillettes et des ventricules, par le docteur HIFFELSHEIM. In-8 de 36 pages. Paris, 1864.................. 1 fr.

ROBIN (Édouard), professeur de chimie et d'histoire naturelle. **Travaux de réforme** dans les sciences médicales et naturelles. 1 vol. in-8 de 136 p. Paris, 1870.. 2 fr. 50

ROBIN-MASSÉ. **Des polypes naso-pharyngiens** au point de vue de leur traitement. Grand in-8 de 92 pages et 6 planches. Paris, 1864... 3 fr.

ROCHARD, médecin adjoint de la prison des Madelonnettes, etc. **Traité des maladies de la peau.** Paris, 1863. 1 vol. in-8............... 6 fr.

RODET. **De la trichine et de la trichinose.** 2e édition. Paris, 1866. In-8 de 50 pages et 1 planche.................................... 1 fr. 50

ROMMELAERE. **De la pathogénie des symptômes urémiques.** Étude de physiologie pathologique. In-8 de 80 pages avec 2 planches.. 2 fr. 50

RONDEAU. **Des affections oculaires réflexes et de l'ophthalmie sympathique.** In-8 de 132 pages. Paris, 1866................ 2 fr. 50

ROQUES. **De la coqueluche.** Essai de traitement par les émanations des usines à gaz. In-8 de 56 pages. 1866...................... 1 fr. 50

ROUBAUD, médecin-inspecteur des eaux minérales de Pougues, etc. **Eaux minérales de Pougues,** troubles de la digestion, maladies des voies urinaires. In-8 de 87 pages. Paris, 1865........................ 2 fr.

ROUBY. **Du traitement des varices et spécialement du procédé par les injections de liqueur iodo-tannique.** In-8 de 121 p. 1867. 2 fr.

ROUDANOWSKY. **Études photographiques sur le système nerveux de l'homme et de quelques animaux supérieurs,** d'après les coupes de tissu nerveux congelé. 1 vol. grand in-8 de texte et atlas in-f° de 16 planches contenant 165 photographies. 2e édition. 1870............. 170 fr.

— Le texte se vend séparément.................................... 3 fr.

— Demi-reliure maroquin de l'atlas in-fol., monté sur onglets...... 10 fr.

ROUET. **Influence du système nerveux sur les phénomènes physico-chimiques de la vie de nutrition.** In-8 de 50 pages. Paris, 1865. 1 fr. 25

ROUSTAN. **Recherches sur l'inoculabilité de la phthisie.** In-8 de 100 pages, avec 2 planches............................... 2 fr. 50

ROUVILLE. **Session de la Société géologique de France à Montpellier** (octobre 1868). 1 vol. in-8 avec 19 planches et trois cartes coloriées. 1870.. 7 fr.

ROUYER. **Études médicales sur l'ancienne Rome.** Les bains publics de Rome, les magiciennes, les philtres, etc.; l'avortement, les eunuques, l'infibulation, la cosmétique, les parfums, etc. Paris, 1859. 1 vol. in-8. 3 fr. 50

SABATIER. **De l'absorption.** In-8. 1866......................... 3 fr.

SAINT-ANGE BARRIER. **Le tubercule et la phthisie.** In-8. 1868. 1 fr. 50

SAINT-ANGE BARRIER. **Cancer, scrofule, phthisie.** Notice médicale sur l'établissement de Celles-les-Bains (Ardèche). In-8. 1869....... 1 fr. 50

SAINT-VEL, ancien médecin civil à la Martinique. **Traité des maladies intertropicales.** 1 vol. in-8 de 524 pages. Paris, 1868......... 7 fr.

SALES-GIRONS, médecin-inspecteur des eaux minérales. **Étude médicale sur les eaux minérales de Pierrefonds-les-Bains**; application des eaux sulfureuses pulvérisées au traitement des maladies de la poitrine. Paris, 1864. 1 vol. in-12 de 194 pages, avec figures intercalées dans le texte ... 2 fr.

SALVA. **Du gaz acide carbonique comme analgésique, et cicatrisation des plaies.** In-8 de 42 pages. Paris, 1860 ... 1 fr. 25

SANDRAS. **Étude sur la digestion et l'alimentation et sur la diathèse urique.** 2e édition. In-8 de 64 pages. Paris, 1865 ... 1 fr. 25

SANDRAS. **De l'emploi du fer en thérapeutique**, et en particulier du phosphate de fer du nouveau Codex. 2e édition in-8 de 54 p. 1867. 2 fr.

SANDRAS. **Essai sur les eaux minérales phosphatées-ferrugineuses.** In-8. 1866 ... 1 fr.

SAPPEY, professeur d'anatomie à la Faculté de médecine de Paris, etc. **Traité d'anatomie descriptive**, avec figures intercalées dans le texte. 2e édition entièrement refondue. Tome Ier, **Ostéologie et Arthrologie.** 1 vol. in-8 avec 226 fig. 1867. — Tome II, **Myologie** et **Angiologie.** 1 vol. avec 204 figures noires et coloriées. 1869. Prix des tomes I et II. 24 fr.
Les tomes III et IV paraîtront prochainement.

SAVALLE. **Études sur l'angine de poitrine.** In-8 de 83 pages. Paris, 1864 ... 2 fr.

SCHNEIDER, médecin à l'hospice de Thionville. **Préparation à l'exercice de la médecine.** Ouvrage destiné spécialement à initier les jeunes médecins aux réalités de la carrière. 1 vol. in-12 de 216 pages. Paris, 1861 ... 2 fr.

SCHWICH. **Étude sur la classification des syphilides.** In-8 de 74 pages, 1869 ... 1 fr. 75

SÉMÉRIE. **Des symptômes intellectuels de la folie.** In-8 de 104 pages, 1867 ... 2 fr.

SENTEX. **Des altérations que subit le fœtus** après sa mort dans la cavité utérine et de leur valeur médico-légale. In-8 de 92 pages, 1868. 2 fr.
Mémoire couronné par l'Académie impériale de médecine de Paris.

SENTOUX. **De la surexcitation intellectuelle dans la folie.** 1 vol. in-8, 1867 ... 4 fr.

SÉRÉ (de). **Du relâchement du pylore, son influence sur la digestion de l'estomac et un certain nombre de maladies chroniques.** 2e édition, revue et augmentée. In-8 de 68 pages. Paris, 1865. 1 fr. 50

SICARD. **Essai sur la douleur au point de vue physiologique.** Paris, 1863. In-8 de 38 pages ... 1 fr. 25

SOLARI. **Maladies de matrice (utérus).** Conseils pratiques sur les moyens de prévenir ces maladies et sur leur traitement. Paris, 1863. Grand in-8 de 71 pages ... 2 fr.

SOLARI. **Choléra de 1865**, sa marche, son mode de transmission, moyens de le faire disparaître ou d'en arrêter la propagation. In-8 de 45 pages. Paris, 1865 ... 75 c.

SOLARI. **Traité pratique des maladies vénériennes.** 2e édition. 1 vol. in-12 avec planches coloriées. 1868 .... 6 fr.

SOTTAS. **De l'influence des déviations vertébrales** sur les fonctions de la respiration et de la circulation. In-8 de 71 p. Paris, 1865. 1 fr. 50

SOULIGOUX. **Du ramollissement des os et des moyens d'y remédier,** précédé d'une lettre du professeur PIORRY. 1 vol. in-12. 1866. 2 fr. 50

SOULIGOUX. **De l'examen organique et physiologique du malade pendant son séjour à Vichy.** 1 vol. in-8. Paris, 1869 .... 3 fr. 50

SOYRE (de). Chef de clinique, adjoint à l'hôpital de la Clinique d'accouchements. **Étude historique et critique sur le mécanisme de l'accouchement spontané.** In-8 de 210 pages. 1869 .... 3 fr.

SPERINO, professeur d'ophthalmologie à l'Université de Turin, etc. **Études cliniques sur l'évacuation répétée de l'humeur aqueuse dans les maladies de l'œil.** 1862. 1 vol. gr. in-8 de 496 pages .... 6 fr.

SPIESS. **De l'intervention chirurgicale dans la rétention d'urine.** 1 vol. in-8 de 90 pages. Paris, 1866 .... 2 fr.

SPILLMANN. **Des syphilides vulvaires.** In-8 de 116 pages et 3 planches. 1869 .... 3 fr.

STANESCO. **Recherches cliniques sur les rétrécissements du bassin** basées sur 414 cas observés à la clinique d'accouchements de Paris pendant seize ans. In-8 de 120 pages et 16 tableaux. 1869 .... 4 fr.

STOKES, professeur royal de médecine à l'Université de Dublin, etc. **Traité des maladies du cœur et de l'aorte,** ouvrage traduit par le docteur SÉNAC, médecin consultant à Vichy. In-8 de 746 p. Paris, 1864 .. 10 fr.

STOUFFLET. **Le Choléra à l'hôpital Lariboisière en 1865,** dans ses rapports avec les autres maladies. In-8 de 188 pages. 1866 ...... 3 fr.

SUCQUET (J. P.). **Anatomie et physiologie.** Circulation du sang. D'une circulation dérivative dans les membres et dans la tête chez l'homme. Mémoire approuvé par l'Académie impériale de médecine, séance du 18 juin 1861. In-8 et Atlas de 6 pl. in folio, dessins d'après nature par Lackerbauer. Paris, 1862 .... 8 fr.

SUCQUET (J. P.). **Anatomie et physiologie.** D'une circulation du sang spéciale au rein des animaux vertébrés mammifères, et de la sécrétion des urines qu'elle y produit. In-8 de 52 pages avec 5 planches en chromolithographie. 1867 .... 2 fr. 50

SUCQUET. **Commentaire sur la structure microscopique du rein des vertébrés** à l'occasion d'un mémoire de M. Ch.-F. GROSS sur le même sujet. In-8 de 32 pages et une planche. 1869 .... 1 fr.

SUCQUET. **De l'assainissement des décès et des convois funèbres de la ville de Paris.** Grand in-8. 1869 .... 60 c.

TARNOWSKI (Benjamin), professeur à l'hôpital de Kalinkine (hôpital des vénériens), agrégé à l'Académie impériale médico-chirurgicale de Saint-Pétersbourg. **Aphasie syphilitique.** In-8. 1870 .... 3 fr.

THÉVENIN. **Considérations sur le traitement du bec-de-lièvre compliqué.** Grand in-8 de 80 pages, avec 1 planche. 1866 ...... 2 fr. 50

THIERRY (Émile). **Des maladies puerpérales** observées à l'hôpital Saint-Louis en 1867. Considérations sur leur étiologie. In-8. 1868... 2 fr. 50

THOMAS, professeur à l'École de médecine de Tours. **Eléments d'ostéologie descriptive et comparée de l'homme et des animaux domestiques,** à l'usage des étudiants des écoles de médecine humaine et des écoles de médecine vétérinaire. 1 vol. in-8 accompagné d'un atlas de 12 pl. dessinées par Lackerbauer. Paris, 1865.................... 12 fr.

THOMAS (Louis). **Du pneumatocèle du crâne.** In-8 de 89 pages. Paris, 1865.. 2 fr.

THOMAS (H.). **Des tumeurs des paupières.** In-8 de 78 pages avec une planche. 1866.. 2 fr. 50

THULIÉ. **Étude sur le délire aigu sans lésion.** 1 vol. gr. in-8 de 124 pages. Paris, 1865.............................. 2 fr. 50

TIRMAN. **Recherches sur le traitement de l'étranglement herniaire** et en particulier sur le taxis progressif. Paris, 1863. In-8 de 90 pages. 2 fr. 50

TIXIER. **Considérations sur les accidents à forme rhumatismale de la blennorrhagie.** In-8 de 95 pages. 1866............... 2 fr.

TOSTIVINT. **Essai sur les résections coxo-fémorales,** etc. 1 vol. in-4. 1868.. 2 fr. 50

TRASTOUR, professeur adjoint de clinique médicale à l'Ecole de médecine de Nantes. **Du développement imprévu des tubercules et de la phthisie.** In-8 de 95 pages. Nantes, 1864.................. 2 fr.

TRASTOUR. **Nouveau mode de traitement des ulcères des jambes.** In-8 de 32 pages.. 1 fr.

TRÉLAT, médecin de la Salpêtrière, etc. **La folie lucide, considérée au point de vue de la famille et de la société.** 1 vol. in-8. Paris, 1861.. 6 fr.

TRIADOU. **Des grossesses extra-utérines.** 1 vol. in-8 de 131 pages. Montpellier et Paris, 1866.............................. 3 fr. 50

TRIQUET. **Leçons cliniques sur les maladies de l'oreille,** ou Thérapeutique des maladies aiguës et chroniques de l'appareil auditif. 1 vol. in-8 de 439 pages, avec figures dans le texte. Paris, 1866............ 6 fr.

TROUSSEAU, professeur de la Faculté de médecine de Paris, etc. **Conférences sur l'empirisme.** Paris, 1862. In-8 de 58 pages.... 1 fr. 50

UNION (L') MÉDICALE. Journal des intérêts scientifiques et pratiques, moraux et professionnels du corps médical, paraît trois fois par semaine. L'*Union médicale,* un des journaux les plus répandus en France et à l'étranger, est à la fois un journal et un livre : un journal par la rapidité et l'actualité de ses publications ; un livre par l'importance et la valeur de ses travaux, qui ont pour auteurs le plus grand nombre des célébrités médicales contemporaines. Prix de l'abonnement : pour Paris et les départements : 1 an, 32 fr. ; 6 mois, 17 fr. ; et 3 mois 9 fr., pour l'étranger le port en plus.

Nota. — Notre maison est spécialement chargée de recevoir des abonnements à prix réduit, institués en faveur de MM. les étudiants des Facultés et Écoles de médecine de France.

VAILHÉ. **De la responsabilité médicale.** In-8. 1868......... 50 c.

VALETTE, professeur de clinique chirurgicale à l'école de médecine de Lyon, etc. **De la méthode à suivre dans l'étude** et l'enseignement de la clinique, vitalisme et organicisme. In-8 de 99 p. Paris, 1864... 2 fr.

VALCOURT (de). **Les institutions médicales aux États-Unis de l'Amérique du Nord.** Rapport présenté à Son Exc. le ministre de l'instruction publique le 2 novembre 1868. 1 vol. in-8. Paris, 1869... 3 fr.

VAN HEURCK, professeur de botanique, etc. **Le microscope,** sa construction, son maniement et son application aux études d'anatomie végétale. 1 vol. in-12 de 108 p. avec 35 fig. dans le texte. Paris, 1865. 3 fr.

VAN HOLSBECK. **Compendium d'électricité médicale.** 1 vol. in-12 de 693 pages et 15 figures dans le texte. Édition augmentée d'un aperçu des progrès faits en électrothérapie jusqu'à 1868. Paris......... 7 fr.

VAQUEZ. **Chirurgie conservatrice du pied.** Mémoire sur l'amputation de M. le professeur MALGAIGNE (désarticulation astragalo-calcanéenne, ou amputation sous-astragalienne des auteurs); quelques mots sur l'extirpation du calcanéum (opération de Monteggia). Paris, 1859. 1 vol. in-4 de 179 pages, 2 planches lithographiées et 5 fig. dans le texte..... 3 fr. 50

VAURÉAL. **Essai sur l'histoire des ferments;** de leur rapprochement avec les miasmes et les virus. 1 vol. gr. in-8 de 194 p. Paris, 1864. 3 fr.

VAURÉAL. **Esquisse des effets physiologiques et thérapeutiques de l'eau.** In-8 de 18 pages. Paris, 1865..................... 1 fr.

VAURÉAL. **Genèse et indications du choléra-morbus épidémique.** In-18 de 82 pages. 1867................................ 1 fr. 50

VAURÉAL. **Aperçu du rôle de l'eau dans la nature.** In-8. 1867. 75 c.

VAURÉAL (de). **Étude d'hygiène. De l'aguerrissement des armées; palestrique, entraînement, hygiétique somascétique.** 1 vol. in-12 de 186 pages. 1869.................................... 2 fr.

VÉE. **Recherches chimiques et physiologiques sur la fève du Calabar.** In-8 de 34 pages. 1865.............................. 1 fr.

VERDIER. **Recherches sur l'apoplexie placentaire et les hématomes du placenta.** In-8. 1868................................ 1 fr. 50

VELPEAU, clinique chirurgicale de la Charité. **Leçons sur le diagnostic et le traitement des maladies chirurgicales,** recueillies et rédigées par A. REGNARD, interne des hôpitaux, revues par le professeur. In-8 de 60 pages. Paris, 1866.............................. 1 fr. 50

VERLIAC. **Recherches sur le diagnostic des épanchements pleurétiques et les indications de la thoracentèse chez les enfants.** In-8 de 116 pages. Paris, 1865.......................... 2 fr.

VERNEUIL, professeur à la Faculté de médecine de Paris. **Éloge d'Alph. Robert,** chirurgien honoraire des hôpitaux de Paris, professeur d'anatomie, etc. 1864. In-8 de 96 pages.............................. 1 fr.

VERRIER. **Quelle part doit-on attribuer au traumatisme dans les affections puerpérales.** In-8 de 112 pages. 1866 .... 2 fr.

VÉSINE-LARUE (de). **Essai sur l'avortement,** considéré au point de vue du droit criminel, de la médecine légale et de la responsabilité médicale, lorsqu'il est provoqué par le médecin pour le salut de la mère. In-8 de 84 pages. 1867 .... 1 fr. 50

VIELLE. **Essai sur le rôle social de la médecine.** In-8 de 50 pages. Paris, 1866 .... 1 fr. 50

VIGNEAU. **De l'exstrophie de la vessie.** Gr. in-8 de 162 p. et 1 planche. 1867 .... 3 fr. 50

VIRCHOW, professeur d'anatomie pathologique à la Faculté de médecine de Berlin, membre correspondant de l'Institut de France. **La syphilis constitutionnelle.** Traduit de l'allemand par le docteur Paul PICARD ; édition revue, corrigée et considérablement augmentée par le professeur. Paris, 1860. 1 vol. in-8, avec fig. dans le texte .... 4 fr.

VOELKER. **De l'arthritite blennorrhagique.** In-8 de 151 pages. 1868. 2 fr. 50

VOYET. **De quelques observations de thoracentèse** chez les enfants. In-8 de 100 pages. 1870 .... 2 fr.

VULPIAN, médecin des hôpitaux de Paris, professeur agrégé à la Faculté de médecine. **Des pneumonies secondaires.** In-8. 1860 .... 2 fr.

VULPIAN. **Recherches expérimentales relatives aux effets des lésions du 4e ventricule et spécialement à l'influence de ces lésions sur le nerf facial.** In-8 de 68 pages et 12 figures. Paris, 1861 .... 2 fr.

WECKER, médecin-oculiste de la maison Eugène-Napoléon, professeur de clinique ophthalmologique, etc. **Traité théorique et pratique des maladies des yeux.** 2e édition revue et augmentée, accompagnée d'un grand nombre de figures dans le texte et planches lithographiées. 2 forts vol. in-8 avec un joli cartonnage en toile. 1868 .... 26 fr.

WECKER. **Des nouveaux procédés opératoires de la cataracte parallèle et critique.** In-8, fig. 1868 .... 75 c.

WECKER et JÆGER. **Traité des maladies du fond de l'œil,** 1 vol. in-8 accompagné d'un atlas de 29 planches en chromo-lithographie. 1870. 35 fr.

WILLIÈME. **Des dyspepsies dites essentielles.** Leur nature et leurs transformations, théories pratiques. 1 vol. in-8 de 620 pages. 1868 .... 8 fr.

WINTREBERT. **Des courants continus et de leur action sur l'organisme.** In-8 de 68 pages. 1866 .... 1 fr. 50

YGONIN. **Des obstacles que le col utérin peut apporter à l'accouchement.** In-8 de 127 pages. Paris, 1863 .... 2 fr.

Paris. — Imprimerie de E. MARTINET, rue Mignon, 2.

PARIS — IMPRIMERIE DE E. MARTINET, RUE MIGNON, 2.

www.ingramcontent.com/pod-product-compliance
Ingram Content Group UK Ltd.
Pitfield, Milton Keynes, MK11 3LW, UK
UKHW020240220726
13923UKWH00002B/761